インターネット・ゲーム依存症

ネトゲからスマホまで

岡田尊司

文春新書
995

プロローグ　やはり脳が壊されていた！

麻薬中毒患者と同じ異変が

二〇一二年、ある衝撃的な研究結果が発表された。中国科学院大学武漢物理・数学研究所の雷皓（レイハオ）教授らは、インターネット依存（インターネット・ゲーム依存が中心だが、それ以外のインターネット依存も含む）の若者十八名とそうでない若者十七名を対象に、DTI（拡散テンソル画像）という方法で、脳の画像解析を行った。

DTIはMRI（核磁気共鳴画像法）を応用して、神経線維の走行を調べることのできる画期的な検査法で、それまで描出が困難だった大脳白質などの神経線維の束を、まるで一本一本の糸の走行を追うように映像化することができる。

結果は驚くべきものであった。インターネット依存の被験者では、健常対照群に比べて、眼窩前頭葉、前帯状回、外包、脳梁などの大脳白質で、神経ネットワークの統合性の低下（言い換えると、走行の乱れの増加）が認められたのである。実は、同じような状態が、コカインや大麻、覚醒剤、ヘロインなどの麻薬中毒の患者で認められることが報告されており、この論文の著者らは、インターネット依存の若者の脳では、麻薬中毒患者の脳に起きているのと同じことが起きていると、強く警鐘を鳴らしたのである。

脳の特定領域の活動が低下したり、逆に亢進したりといった機能的な異常は、すでに報告されていたが、麻薬中毒患者で起きるのと同じような、神経ネットワークそのものの変質という器質的な変化が認められるという報告に、世界中が驚いたのである。これは、重度のインターネット依存、ゲーム依存によって、脳が壊れてしまうという可能性を強く示唆するものだった。

インターネットやゲームのやりすぎで、脳が壊れるのではないか——という、長年懸念されてはいたが、大部分の人が、まさかそこまでと思い、専門家でさえも半信半疑であった懸念が、現実味を帯びてきたのである。

眼窩前頭葉は、やってはいけない行動にブレーキを掛けたり、逆に報酬が得られる行動に意欲を出したり、善悪や価値判断をしたりすることに重要な役割を果たしている領域である。この領域が壊れるということは、インターネット、ことにインターネット・ゲーム依存の人にみられる衝動的でキレやすい傾向や、現実の課題よりもネットやゲームを優先してしまうことや、他のことには無気力で意欲が湧かない傾向と関係しているだろう。

前帯状回は、共感性、痛みや危険の認識、感情の調整、選択的注意などに重要な働きを行っている。また、中毒者に特有の強い渇望にもかかわっている。この領域の神経ネットワーク異変は、インターネット、ことにインターネット・ゲーム依存の人にみられる他の徴候、他人の気持ちに無関心で、冷淡になったり、うつ状態に陥ったり、情緒が不安定になったり、危険に鈍感になったり、注意力が低下したりすることとも無関係ではないだろう。

さらに、外包の神経線維は、眼窩前頭葉に連絡しており、外包が障害されると、無気力で自閉的な傾向が強まり、人格が変わったようになることもある。たとえば、外包の神経ネットワークの統合性低下は、統合失調症の陰性症状（無気力、無関心）と、高い相関を示すことが知られている。この研究では、インターネット依存の重症度が高いほど、外包での神経ネットワークの統合性が低下する傾向が、統計学的有意に認められている。

つまり、長期にわたって覚醒剤や麻薬に依存すると、無気力・無関心で、何事にも投げやりな、人格の荒廃した状態がみられるようになるが、インターネットやインターネット・ゲームに長期間依存することでも、同じような状態に陥る危険があることを、まさにこの研究は警告しているのである。

ている。

続々と裏付けられる事実

この報告に続いて、次々と、脳の機能的、器質的な変化を認めたという研究結果が報告されている。

翌二〇一三年には、VBM（voxel-based morphometry: 頭部MRIを、画素単位で、平均的な形態と比較する方法）という手法を用いて、インターネット・ゲーム依存の被験者の脳と、健常群の脳を比べた研究結果が報告された。VBMはアルツハイマー型認知症の診断にも応用され、今では広く臨床現場で活用されている診断技術だ。たとえば海馬領域の大きさを、同じ年齢の人の平均と比較することで、萎縮の程度を客観的に評価し、診断の裏付けとすることができる。一般に、海馬領域が平均から標準偏差二つ分以上小さいとき、アルツハイマー型認知症の疑いが濃くなる。

安徽（あんき）医科大学付属病院の研究チームは、インターネット・ゲーム依存のグループと、健常群のグループで比較を行ったところ、健常群に比べて、インターネット・ゲーム依存群では、右眼窩前頭皮質、両側の島皮質で灰白質の顕著な萎縮が認められ、その程度は、依存の強さと相関していた。また外包と呼ばれる神経線維の集まった領域で、神経線維の統合性の低下（走行の乱れ）が強まっており、依存が強いほど、その程度が強かった。

眼窩前頭皮質は、眼窩前頭葉の表面に広がる灰白質の部分で、先にも述べたように、やるべきことをやり、やってはいけないことにブレーキを掛ける善悪や価値観、意欲や自己抑制の中枢であり、報酬系と呼ばれる仕組みを統御している。その領域が萎縮を起こしていたのである。島皮質は、感情や痛みの認識に関係しており、社会的な機能にもかかわりが深い。島皮質の萎縮は、自分の感情が生き生きと感じられなくなったり、恐怖、痛みに無頓着になったり、相手の感情がわかりにくくなるといった状態と関係しているだろう。また、外包の神経線維の統合性低下は、先の中国科学院の研究結果を裏付けるものであり、インターネット・ゲーム依存症にみられる「陰性症状」と深くかかわっていると考えられる。

近年の研究の急速な進展によって、インターネット依存やゲーム依存、ことに、その両方の要素を併せ持つインターネット・ゲーム依存が、脳の機能的のみならず器質的な変化をもたらしている可能性が強まっているのである。これは文字通り「脳が壊れた」状態が引き起こされていることにほかならないだろう。十年以上前からくすぶり続けてきた疑惑は杞憂ではなかったことが、ようやく否定しようのない形で裏付けられてきているのだ。

変化が起きているとされた領域は、

①意欲や快感、善悪の判断、価値観といったことにかかわる報酬系
②社会性や共感性、情緒にかかわる領域
③注意や記憶、遂行機能などの認知機能にかかわる領域

などにまたがっている。

覚醒剤依存と変わらない

インターネット・ゲーム依存の深刻さを知る人は、「アルコールや薬物への依存と何ら変わらない」「覚醒剤依存と同じ」と断言する。インターネット・ゲーム依存の治療にかかわればかかわるほど、筆者自身もその感を強くする。筆者は医療少年院で、覚醒剤依存のケースの治療にも数多くたずさわった経験があるが、インターネット・ゲーム依存の若者がとてもよく似た症候を示すのに驚かされる。どちらも過敏でイライラしやすく、不機嫌で、集中力が低下し、目はうつろである。色は白く蒼ざめて、顔は伏せがちで、目を合わせようとしない。何も手につかず、以前はそれほど苦労せずにできていたことができない。無気力で、目の前のことには意欲が湧かず、投げやりである。

神経過敏、易刺激性（不機嫌になりやすい）、焦燥感（イライラ）、不安、うつ状態、無気力、注意力や集中力の低下、社会的機能の低下などは、どちらにも認められる症状だ。こうした症状の類似は単なる空似ではなく、必然性をもったものだったのだ。インターネット・ゲーム依存症の人の脳内で起きていることは、覚醒剤依存症やコカイン依存症と、基本的に同じだったのである。

問題は、覚醒剤やコカインは、白昼の店先では売っていないが、インターネット・ゲームは、いつでも誰でも、子ども部屋からでも、ときには学校の教室からでもアクセスできるということだ。タバコやアルコールでさえ子どもには販売されないが、インターネット・ゲームは、小学生や中学生といった子どもでもプレイすることに何ら制限はない。

　そうしたことが放置されているのも、その依存の恐ろしさと弊害を、まだほとんどの人が理解していないためである。免疫のない集団に、新型ウイルスが感染爆発を引き起こすように、インターネット・ゲームは、あっという間に若者層に広がった。インターネット・ゲーム依存を中心に、それ以外のインターネット依存も含めると、その数は、子どもも成人を合わせて、わが国だけで五百万人以上と推定されている。

　その猛威を、「二十一世紀の疫病」と表現する専門家もいる。しかし、その表現は控えめ過ぎるかもしれない。疫病であれば、やがて免疫ができて、事態は終息に向かう。だが、インターネット・ゲーム依存症は、覚醒剤や麻薬と同様、ひとたび取り憑かれてしまうと、生涯続く嗜癖（しへき）となり、その人の人生を蝕（むしば）み続ける。それは、まさに「現代の阿片」による、阿片禍というべき事態なのである。かつて阿片に蝕まれ亡国の道を歩んだ清朝中国と同じ悲劇が、いまや落ち目のこの国の若者を見舞い、そうでなくても危うい未来にさらに暗い影を投げかけている。

激変するゲーム産業

日本のゲーム産業は、二〇〇七年から〇八年を最後のピークに次第に売り上げを減らしており、かつてのゲーム王国の勢いを失っている。その要因はいくつかあるが、コンソール型（据え置き型）の家庭用ゲーム機や関連ソフトの売り上げが、少子化により低迷していることが主因として挙げられるだろう。家庭用ゲーム機の売り上げは、一九九七年に史上最高を記録した後、波はあるものの徐々に低落傾向にある。かつてのようには野放図に子どもにゲームを与えなくなった、という認識の変化もあるだろう。だが、もう一つの大きな要因がある。スマートフォン（スマホ）の急速な普及により、ゲーム利用の中心がスマホに移ったことである。

それを象徴する現象が、任天堂の営業赤字転落だ。これまで日本のゲーム産業を牽引してきた任天堂だが、二〇一二年以降、赤字が続いている。そして、老舗の凋落を尻目に、『ドラゴンコレクション』や『パズル&ドラゴンズ』などのソーシャル・ゲームが大ヒットを記録した。メーカーもその流れに追随し、開発担当スタッフを、家庭用ゲーム機ソフトからソーシャル・ゲームにシフトさせるところが増えている。開発費が高く、売り上げが伸び悩んでいる家庭用ゲーム機向けのソフトに比べ、ソーシャル・ゲームは開発費も低く、利益率が高いとされる。

インターネットに接続した状態で行うゲームを総称して、「インターネット・ゲーム」または「オンラインゲーム」と呼ぶ。「オンラインゲーム」は、インターネット・ゲームの中でも、不特定多数が同時に参加するタイプを指す場合もある。「ネットゲーム」（略して「ネトゲ」）は、インターネット・ゲームの略だが、オンラインゲームと、ほぼおなじ意味で使われる。

一方、携帯電話（以下、ケータイ）やスマホなどでダウンロードすれば簡単に使えるのが、「アプリ・ゲーム」「ソーシャル・ゲーム」である。

このタイプのゲームは、従来型のゲームに比べて画面が単純で、あまり凝っておらず、内容も大人しく、キャラクターの可愛さやパズル的な楽しみ、他のユーザーとの交流などに重きが置かれる。その手軽さから、これまであまりゲームをしなかったような層、女性や大人にも広がっている。電車で移動中や寝る前などの隙間時間に利用する人が増えている。

しかし、ヒマ潰しのための利用は、意外に依存の入口ともなってしまう。レベルアップしたり、アイテムを手に入れたりという仕組みや、コミュニケーションが楽しめるソーシャルな要素は本格的なオンラインゲームと共通しており、手の空いたときに気軽にやれるというアクセシビリティの高さが依存性を高めやすい。依存性という点では、必ずしも楽観できない。いまや愛好者は、数千万人という規模であり、その影響が心配される。

ゲームだけでなく、動画やメールに夢中になり、暇さえあれば、スマホの画面を視続けるということも多い。いつもスマホが手元にないと不安だという人や、絶えず癖のように触っていないと落ち着かないという人が増えている。こうしたスマホ依存のケースでも、過剰使用が続くと、依存症になってしまう。

一方で、年長のゲーム・ユーザーは、より過激で奥が深く、インタラクティブな関わりも濃密なオンラインゲームへと傾斜している。そうした趨勢は海外でも同じで、コアなゲーム・ユーザーは、もっぱらオンラインゲームに熱中するようになり、その流れに乗って急成長したのが、中国、韓国のメーカーである。オンラインゲームの世界的なシェアをみると、上位を中国、韓国が占め、業界地図は二〇〇〇年代初めまでとは様変わりしている。

その背景にあるのはグローバル化だが、オンラインゲーム依存を中心とするインターネット依存、さらには近年急増するスマートフォン依存も、世界的なレベルの問題となっているのだ。ことにオンラインゲーム依存の影響は深刻で、まさに「デジタル・ヘロイン」による現代の阿片禍が国境を越えて広がっている。

あなた自身とあなたの大切な存在を守るために

このような状況のもと、二〇一三年、アメリカ精神医学会は紆余曲折の末、新しい診断マニュアルDSM－5において、インターネット・ゲーム依存症（internet game addiction）を「インターネットゲーム障害（internet gaming disorder）」として採用し、暫定的ではあるが、診断基準を定めるに至った。

しかし、そうしたアメリカの動きよりも先んじたのが、インターネット・ゲーム依存の問題が、日本以上に深刻だった韓国、中国である。その対策は、かなり徹底したものであり、すでに成果を上げている。特に、児童の使用に対しては、両国とも国レベルで規制が行われている。

その点、日本の対応は、完全に遅れている。それどころか、状況は驚くべき無防備さで、悪化の方向に加速している。オンラインゲームというと、少し前までは、一部のマニアックなユーザーの話だったが、今では、何も知らない親を尻目に、小中学生も当たり前に遊ぶようになっている。スマホでプレイすることも多い。

あらゆる依存症は、基本的に同じメカニズムで進行していく。遅いか早いかの違いはあれ、覚醒剤や麻薬と同じようなダメージを脳に引き起こす危険がある。大人でさえも、スマホの長時間使用によって、注意力や記憶力の低下が起きるということが報告され始めている。脳が発達途上にある子どもが依存した場合の影響は、はるかに深刻だ。だが、誰もそれを本気で止める人はいない。国民を守るはずの国さえも、企業側に遠慮をして、お茶を濁すような対応に終始している。

国さえも守ってくれないとなると、あなたは自分や自分の大切な子どもを、自らの知恵と力で守るしかない。知らないうちに、あなた自身やあなたの子どもが、注意力や社会性の欠陥を抱えこみ、気力の低下や機能低下を起こし、職業生活も社会生活も困難になってしまわないためには、「現代の阿片」が、われわれの心の隙(すき)にどのように忍び込み、われわれを蝕んでいくのかを知らねばならない。

本書は、インターネット・ゲーム依存症を理解するために必要な基本的知識から最新の専門的な知見に至るまで、できるだけ平易にお伝えするとともに、その危険を予防し、万一依存症になった場合には、どのように治療し克服していけばいいのかを、筆者の臨床経験もからめながら、そのエッセンスを述べたものである。

説明のために具体的な事例が登場するが、実際のケースをヒントに再構成したものであり、特定のケースとは無関係であることをお断りしておく。

身を守る第一歩は、危険を知ることである。それが戦慄すべきものや見たくもない不都合な事実であったとしても、それをよく知り、身近な人にも伝えることが、あなたやあなたの子どもを、そして、われわれの社会や国を守るワクチンとなるのである。

脳図

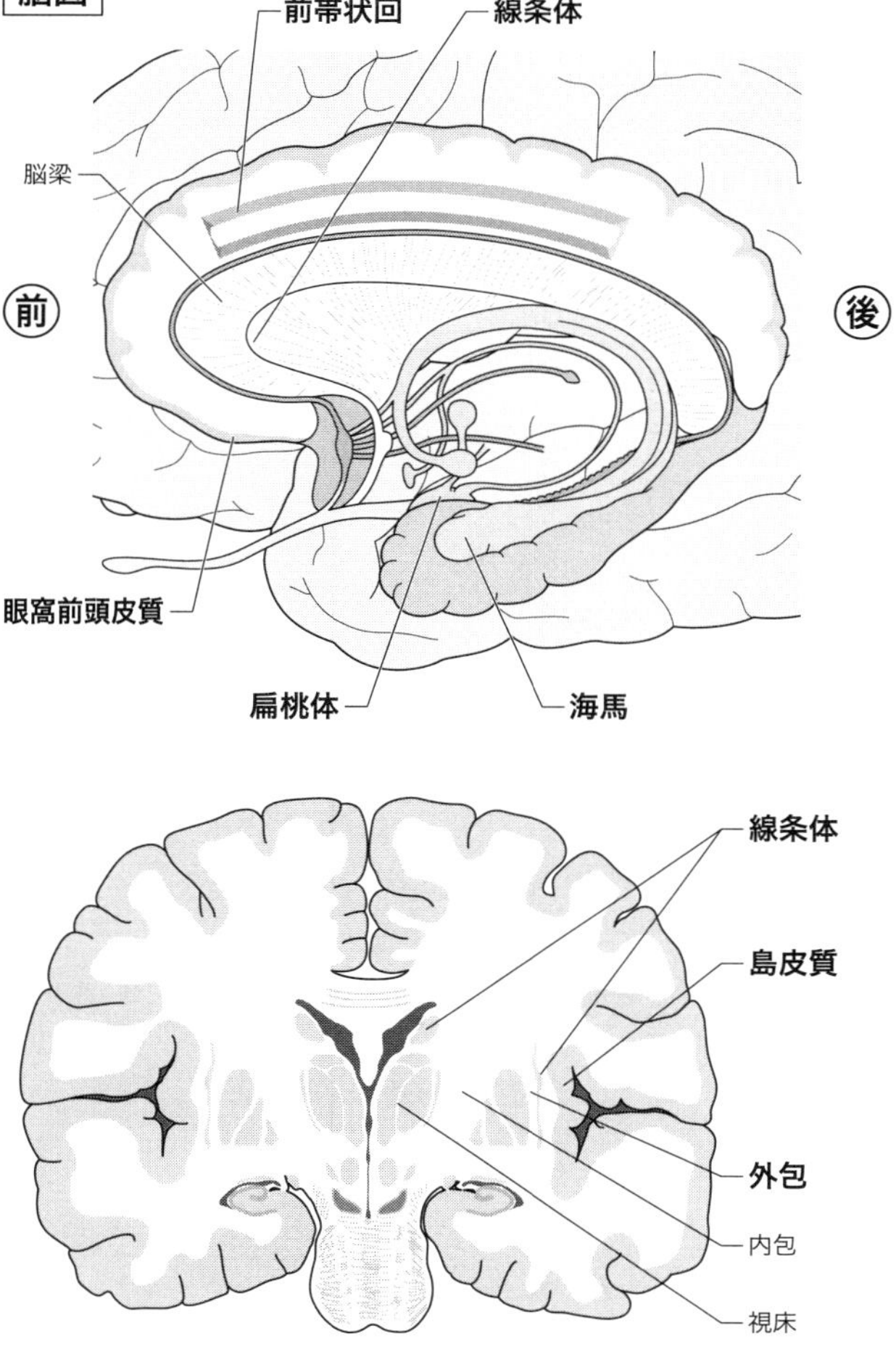

インターネット・ゲーム依存症　ネトゲからスマホまで／目次

第二章　デジタル・ヘロインの奴隷となって

ロールは親の義務　使用制限をかけるには（1）「**保護者による制限機能」を使う（2）時間管理ソフトを使う（3）スマホ、ケータイの管理**　だが、フィルタリングや管理ソフトでは守れない　家族関係が大事　新たなテクノロジーは、新たな依存症を生み出し続ける　イタチごっこを繰り返さないためには

第七章　ネット、ゲーム依存症を克服する

難しさは覚醒剤依存と変わらない　放っておいてもよくならない　思春期・青年期のケースが難しい理由　でき始めた治療施設とその限界　まずは絆を取り戻すことから　無理やり取り上げるのは危険な場合も　多面的な治療とサポートが必要

（1）関係を作り、安心感を取り戻す段階　【有名進学校に通う高校生の場合】【父親の否定的な対応がネックだったケース】　発達検査は、きっかけにもなる　【頭痛、不眠、集中力低下で来院した中学生のケース】

（2）自覚を芽生えさせる段階　自覚が生まれるのは、回復の兆候　ピンチは改善のチャンス　【ケータイ・セックス依存から娘を救ったケース】

図版製作・(有)彩考

第一章　身近に溢れるインターネット・ゲーム依存症

ある中学生のケースより

ごく身近なケースから話を始めよう。

中学二年生の男子生徒が、学校をずっと休んでいるということで、母親に連れられて相談にやってきた。朝起こそうとしても、「頭が痛い」「お腹が痛い」「昨夜眠れなかった」と理由を挙げて起きようとしない。中一の二学期から休みが増え、三学期はほとんど登校していない。学年が変わって、新学期のはじめに二日ほど通ったが、それからまったく行っていない。

この生徒の名を祐樹君（仮名）としよう。祐樹君は発育良好で、幼い頃から元気な子どもだった。発達の問題を指摘されたこともない。小学校の間は友達も多く、成績も良好だった。ただ、小学校五年生のときに、父親の暴力がもとで両親が離婚することになる。本人の話では、父親と離ればなれになることよりも、飼っていた犬と別れなければならなかったことが、つらかったという。

その頃から、ゲームをする時間が増えた。母親は生活のことで手いっぱいで、あまり気に留めることもなかった。それまで家庭用ゲーム機が中心だったが、小学六年生になってからオンラインゲームを始める。だが、その頃はまだ、友達と遊んだり、他の遊びにも関心があった。

中学に入って、クラブに入ったものの、些細なトラブルからイジメを受けるようになり、学校を休みがちになる。ゲームをする時間が一段と増えた。イジメは担任が間に入って話し合いで解決したが、クラブは辞めてしまい、ゲーム漬けの状況が続いた。夏休みに入ったこともあり、昼夜逆転がひどくなったが、あまりうるさいことを言ってもと思い、そのまま様子を見ていた。

ところが、二学期が始まってみると、朝が起きられず、休みがちとなった。理由を聞くと、体調が悪いという。昼ごろになって起きて来るが、ボーッとしている。夕方ごろからようやく元気になり、夜になると眼が爛々と冴えてきて、深夜遅くまでゲームをしている。夜は、明日は学校に行くと言うが、朝になると、また同じことの繰り返しだ。そんな状態が、学年が上がっても続いている。

祐樹君本人に話を聞くと、オンラインゲームでは、ギルド（一緒にプレイするチームのこと）を作り、何体ものアバター（分身）を操ってプレイしているという。プレイする時間は四、五時間だが、ゲーム以外にも動画や生放送もよく見るという。同じギルドを作っているゲーム仲間は、二十代、三十代のお兄さんや四十代のおっちゃんが多いという。親が寝る時刻から明け方までプレイする。

そわそわと落ち着かない様子や、現実の友達とは今は付き合いもないということが気になって、発達検査をしてもらうことになった。ＷＩＳＣ－Ⅳという知能検査をすると、言語理解は、平均の一〇〇を上回っているのに対し、知覚推理、ワーキングメモリー（作動記憶）は平均の下で、さらに処理速度は七〇台と、かなり低い。処理速度は、比較的単純な作業課題を、正確かつ迅速に処理する能力で、遂行機能（実行機能ともいう）と呼ばれる能力を反映している。祐樹君の場合は、この遂行機能が特に低下しているということになる。

遂行機能には、いくつかの要素が含まれるが、重要な要素の一つは注意力だ。注意が散漫だと、課題に集中できず、処理できる数が減ったり、ミスが増えたりする。

本人に訊ねると、ゲーム以外のことには、まったく集中できないという。以前は、本もよく読んだが、いまは読んでも頭に入らないので読まなくなった。まだ中学二年生だというのに、ぼんやりとして、無気力で、投げやりな答えしか返ってこない。

もともと成績優秀で、友人もたくさんいたという少年に、何が起きているのだろうか。

いつのまにか進む脳機能の低下

オンラインゲームに依存し始めると、必ず伴うのが睡眠リズムの乱れである。家庭用ゲーム機でもプレイ時間が長くなり睡眠が乱れることはあるが、オンラインゲーム依存では、必発だと言える。それには理由がある。オンラインゲームのコアなユーザーは成人が多く、彼らが本格的に参加してくるのが、午後十時を回ってからなのだ。

中には、クラスの仲間同士でギルドをつくるという場合もあるが、依存が進むにつれて、この中学生のように、年長者に混じってプレイすることが多くなる。集まりだすのが午後十時で、それからやりだすと、終わるのは早くて午前二時、三時ということになる。チームで戦うので、途中で抜けにくいという制約もある。ずるずると明け方まで付き合うという子も多い。

睡眠リズムの乱れは、生活の根幹を破壊してしまう。起きて学校や会社に行くということが難しくなる。行ったとしても、寝不足で頭は朦朧としていて使い物にならない。居眠りや不注意なミスを叱責され、余計にやる気をなくすこともしばしばだ。

睡眠リズムの問題とともに、このケースに顕著なのは、集中力の低下という問題だ。

インターネット・ゲーム依存では、注意力や遂行機能の低下が高頻度に見られる。このケースのように、元々は多動や不注意といった問題があまりなかったのに、知能検査をすると処理速度が低下しているということが少なくない。もともと注意力や遂行機能の低い子では、ブレーキが弱く、依存しやすいということもある。同時に、依存することによって、もともと弱かった注意力や遂行機能が、さらに低下することも裏付けられてきている。

祐樹君の場合、幼い頃に、発達面の問題を特に指摘されたことはなく、小学校低学年の頃も、特に落ち着きがなかったとか、不注意だったというエピソードも見当たらない。小学校のある時期までは友達も多く、成績も良かったことから、それほど深刻な発達の問題を抱えていたとは考えにくい。わずかに偏りが潜在していたのかもしれないが、オンラインゲームに依存するうちに、顕著な低下を起こしてきた可能性が疑われた。

注意力や遂行機能が低下してしまうと、いくら知識や他の能力があっても、それを実践の場で活かすことが困難になる。今までできていたはずのことができなくなってしまう。ますます自信をなくし、現実の課題に向かっていこうという気力を失ってしまう。このケースの場合、まさにそうした状況が起きていると考えられた。

祐樹君は、何事にも投げやりで皮肉っぽかったが、人懐っこく、関わりを求めるところもあり、検査で何度か顔を合わすうちに、心境をいろいろ話してくれるようになった。父親は嫌いだが二カ月に一回会っていること、母親は忙しく、ちゃんと食事の用意をしてくれないことに不満を述べながらも、母親がつらそうにしていると自分までつらくなると語ったのが印象的だった。

両親の離婚が、祐樹君の心に深い傷跡を残しているのを感じた。家庭にも学校にも、この少年は安心や希望を見出すことができないでいるのだろう。淋しさや傷ついた思いが、逃げ場所を必要としているのだろう。

一昔前ならば、悪い先輩と外でバイクを乗り回したり、シンナーを吸って紛らわしていたことを、今はオンラインゲームの世界で、大人たちと、ちょっと危ない遊びをすることで解消しようとしているのだろうか。ただ、問題は、単なる遊びに思えるものが、シンナーと変わらないか、それ以上に危険な側面をもつということだ。膨大な時間を奪い、破壊的な影響をこの少年の現在だけでなく未来にまで及ぼしてしまう。それは、二重三重の悲劇に思えた。

職業能力を左右する「処理速度」

注意力や遂行機能は、その人の社会適応や職業能力を左右する。それが、どれくらい大切な能力かを理解してもらうために、典型的な二つのケースを取り上げてみよう。

Tさんは、ＩＱ一三〇と非常に高い知能をもつ三十代の男性である。ＩＱ一三〇は、パーセント順位で上位二・二％に相当する。言語性知能指数（言語的な能力、特に聴覚—音声処理過程の能力の指標）は一二五、動作性知能指数（非言語的な能力、特に視覚—運動処理過程の指標）は一三〇を超えている。

一方、Yさんは、IQ一二一と、こちらも優秀な知能をもつ同じく三十代の男性である。IQ一二一は上位八％に相当する。言語性知能指数は一二〇台、動作性知能指数は、一一〇台である。

二人とも優秀な知能をもつ、ほぼ同じ年齢の男性だが、二人の職業能力や社会適応の現状は、大きな違いを見せる。Tさんは、大学を中退して以降、ゲーム依存の状態で、十五年以上もひきこもりの状態が続いている。何度か仕事に挑戦したこともあるが、どれも一週間と続かず、最近は仕事に就くことは諦め気味である。夜通しオンラインゲームをして過ごすことが多く、生活のリズムも乱れ切っている。

一方、Yさんは、現役の医師である。少し対人関係に不器用な面はあるが、専門医の資格をもち、瞬時の判断力を要する救急対応も立派にこなす。

知能指数などあまり社会適応や職業能力と関係がないのではないか、と思われるかもしれないが、知能の中身をもう少し詳しくみると、別のことがみえてくる。

WAIS－Ⅲの場合、トータルな知能だけでなく、「言語理解」「知覚統合」「作動記憶」「処理速度」という四つの群指数で、知能の中身を把握することができる。言語理解は、言葉を理解したり言葉で説明する能力である。知覚統合は、図や絵といった視覚的情報を用いて課題処理を行う能力である。作動記憶は、ワーキングメモリーとも呼ばれるが、この検査では、耳で聞いた言葉や数字を短期間記憶する聴覚的なワーキングメモリーを表わす。処理速度は、先にも述べたように、作業的課題を素早く、正確に行う能力で、遂行機能の指標と言える。

Tさんの群指数は、言語理解、知覚統合、作動記憶はいずれも一二〇～一三〇と優れているが、ただ唯一、処理速度だけが一〇〇台に留まっている。それに対して、Yさんは、言語理解、作動記憶は一一〇台で、知覚統合は一〇〇台しかないが、処理速度が一二〇ほどある。

現役医師のYさんが、ひきこもりのTさんよりも勝っていた点は、唯一処理速度だけだった。処理速度が、一五ほど上回っていたのである。この処理速度の開きが、学業を達成し、職業能力を獲得できるかどうかを、大きく左右してきた可能性があるのだ。

この二つの例からだけで結論を出すのは、いささか強引だろう。しかし、こうした傾向は他の多くのケースでも認められ、他の能力が高くても処理速度が低いと、学校の成績は良かったのに社会適応や就職がうまくいかないということが起きやすい。

Tさんが、他の部分では飛びぬけて高い知能をもちながら、仕事が一週間も続かず、ひきこもりの生活に陥っている要因として、他の能力に比して処理速度が低いというバランスの悪さが関係していると考えられるのである。それに対して、Yさんは、他の能力が飛びぬけて高いわけではないが、処理速度が優れていることによって、持てる力を発揮できているのではないかと考えられる。

インターネット・ゲーム依存が、注意力、遂行機能の低下を引き起こすということは、それほど大切な能力である処理速度を低下させてしまう危険があるということで、とても深刻な問題だと言えるのである。

元々は処理速度が高い子もハイリスク

インターネット・ゲーム依存のケースで知能検査をすると、高校生より年齢が上のケースでは、ほとんどが処理速度の低下傾向を示す。特に社会的な能力が低く、行動が不器用なタイプの人では、他の群指数より処理速度が低い傾向が顕著だ。

ところが、小中学生の年齢だと、むしろ処理速度だけが他の能力よりも高い傾向を示す子が、ゲームにはまっているという状況によく遭遇する。処理速度だけが高いケースは、頭よりも体で考えるタイプの子で、じっくり考えるのは苦手だが、瞬時に機械的処理をすることに長けている。いわゆる「視覚空間型」と呼ばれるタイプで、作業的な課題や運動は好きなのだが、言語や数字を扱うのは苦手で、勉強の成績はあまりよくないということが多い。知能は正常なのに学習に困難を示す「学習障害」がある子もいる。

一方、祐樹君やTさんのケースは、言語的な能力に比べて処理速度が、がくんと低下しているという共通の特徴があり、「言語優位」な発達の偏りをもつタイプだと言える。それに対して、言語的な能力よりも処理速度が著しく高い「行動優位」な発達の偏りをもつタイプもいるわけだ。このタイプの子は、概してゲームが得意である。特に瞬時の判断や操作を必要とするアクション系のゲームや戦闘系のゲームが得意である。やれば進歩が速いので、当然面白い。〝報酬〟がそれだけ得られるということだから、のめり込みやすい。

ただ気になるのは、小中学生の頃までは、こうした活発で行動優位なタイプだった人も、大学生や成人になるまでゲーム依存が続き、社会適応に困難を引き起こしているようなケースでは、処理速度も平均レベルか、むしろ低下してしまっているということだ。さらに研究が必要だが、長期的な過剰使用によって、注意力や遂行機能が低下し、元々は人並み以上に優れていた能力まで鈍っていないか危惧されるのである。

スマホ依存のケースも急増中

高校一年生の男子生徒が、学校に行かなくなったと母親に連れられてやってきた。八月の下旬に夏休みが終わってから、ほとんど登校していないという。朝になっても起きようとせず、起こそうとすると、頭が痛いと言って抵抗する。無理に起こそうとすると、大暴れすることもある。

勉強はまったくやらない。親も学校も先生もみんな嫌いだと言う。その癖、母親には小さい子どものようにくっつきたがり、くっついていると安心しているようだ。だが、学校の話をしたりすると、急に顔が険悪になり、暴言を吐きちらし始める。

おかしくなりだしたのは、高校に進学したご褒美に、スマートフォンを買い与えてからだという。どうやらスマートフォンのゲームにはまっているらしい。夏ごろから料金が急に増え、母親が確認したところ、ゲームにお金を使っていることがわかった。いわゆる「課金」をしていたのだ。課金とは、ゲームを有利に進めるために役立つアイテムなどを購入することである。スマホを取り上げようとしたが、強く抵抗し、もう課金はしないという約束で、やり続けている。

本人の話では、『クラッシュ・オブ・クラン』というゲームが、ものすごく面白くて、やめられなくなったという。自分の村を作って育てていくというゲームだが、このゲームを刺激的なものにしているのは、略奪という要素が入ることによる。略奪から自分の村を守りつつ、他の参加者の村を略奪して、お金や資源を奪うことで、効率よく村を強化していくのだ。また、クラン（部族の意）というチームに参加することにより、援軍を出してもらえるようになる。こうして村と村、クランとクランの闘争という敵味方入り乱れた状況が、抜け出せない興奮を生む。

しかもすべては時間との戦いだ。自分の村を強くしようと思えば、略奪を受けない間に防御を固めなければならない。それにはタイムリミットがある。大工小屋を建て、道具や武器を作り、資源を手に入れ、兵を増やし、防壁を強化していく。それには、膨大な時間がかかる。そのうえ、少しでも怠っていると、略奪を受け、折角蓄えたお金や資源を奪われてしまう。プレイを休んでいる間にも略奪は行なわれるので、目が離せず、サバイバルするためにも、やり続けるしかない。

課金すればお金や資源を手に入れる時間を節約できるので、手っ取り早く強くしたい、自分の村を略奪から守りたいと思うと、課金の誘惑に駆られる。無課金で細々と遊ぶ人もいるが、課金で月に何十万も費やす人もいる。

『クラッシュ・オブ・クラン』は、スーパーセルというフィンランドのゲーム制作会社が提供する大ヒット商品で、元々アイパッド（iPad）向けに開発されたゲームだが、スマートフォンでもアプリをダウンロードすれば、プレイできる。ユーザーの間でも非常に評価の高い、逆に言えば、中毒性の強いオンラインゲームである。それに、はまってしまったのだ。

無論母親は、彼がどんなゲームにはまり、ハラハラドキドキしながら、すべての時間とエネルギーを、自分の村を守るために費やしてきたか知らない。

スマホに依存するケースが急増しているが、男性では、オンラインゲームや動画への依存が多く、女性では、ＬＩＮＥやフェイスブック、ツイッターといったＳＮＳ（ソーシャル・ネットワーク・サービス）やソーシャル・ゲームに依存する人が多い。

ソーシャル・ゲームの快進撃と新たな「国民病」

従来、ゲームの主流は、コンソール型の家庭用ゲーム機であった。こうしたゲームでも、依存すると長時間やり過ぎてしまうが、プレイをするにはテレビが必要で、保護者が管理しやすい面もあった。その後登場したポータブル・ゲーム機は、その意味で管理を難しくし、屋外に出かけるときも、ベッドでも手放せないという状況を生んだ。

一方、パソコンやインターネットを子どもも使いこなすようになると、より過激な内容をもつオンラインゲームや動画サイトに、ティーンエージャーたちがのめり込むようになった。オンラインゲームは、リアルな迫真の映像だけでなく、社会的な要素を兼ね備えることで、従来のゲームのもつオタクなイメージを打ち破り、多くのユーザーを虜にした。

ただ、高度に進化したクオリティが、逆に難点にもなった。オンラインゲームは一つの壮大な「世界」であり、複雑な仕組みをもつ。それを楽しむためには、それなりの操作技術や経験を必要とする。何よりも莫大な時間をかける必要がある。ゲームをやり慣れていない人には、敷居が高くなる。

そうした状況に風穴を開け、一気にゲーム人口をスケールアップしたのが、携帯向けのソーシャル・ゲームやアプリ・ゲームの大ヒットであり、スマートフォンの爆発的な普及である。

先にも触れたが、ソーシャル・ゲームは携帯電話向けの簡易なゲームで、オンラインで他の参加者とやり取りしたり、対戦をしたりもできるが、本格的なオンラインゲームとは異なり、設定も映像も比較的単純で、一回のプレイに長時間を要することもない。七、八分の隙間時間を埋めるために、ヒマ潰しにプレイできるというのが、一つのセールス・ポイントである。

短時間で終えられる手軽なゲームなのだが、はまってしまう人が多い。ヒマ潰しにやるだけなので依存しない、と考えるのは大間違いである。後でも述べるが、ヒマ潰しにやるという利用の仕方は、依存しやすい一つのパターンなのだ。ヒマ潰しの利用は、診断基準の一項目にも入っている「逃避的使用」につながりやすいのである。

実際、ソーシャル・ゲームの快進撃とユーザー人口の爆発的増加は、それが高い中毒性をもつことを示していると言えるだろう。『パズル&ドラゴンズ』以外にも一千万ダウンロードを突破する商品が次々と現れ、まさに国民的なスケールの娯楽となっている。

最近では、家庭用ゲーム機のソフトがミリオンセラーを記録することも、ピーク時の半分以下になり、他方の拡大しているオンラインゲームでも、国内の登録ユーザー数は、ヒット作品でも何十万人レベルである。ソーシャル・ゲームの市場規模の巨大さは、まさに桁外れである。逆に言うと、それだけ多くの人がはまり続けているということでもある。インターネット・ゲーム依存は、決して、一部の若者の話ではなく、「国民病」となりつつあるとも言えるのだ。

不夜城と化す寝床

さらに、利用者が五千万人を突破したスマートフォンでは、ＬＩＮＥや動画といったヒマ潰しの道具が無数に備わっており、先ほどの例のように、本格的なオンラインゲームを、パソコンと同じようにプレイすることもできる。しかも二十四時間、どこでもアクセスできる。それは、麻薬のカクテルのようなものだ。

ところが、中学生もスマートフォンをもつ子が増えている。親が子どもにスマホを買い与えるとき、ちょっと進んだ携帯電話を与えるというくらいの感覚ではないだろうか。だが、それはあまりにも甘い考えだ。

携帯のメール機能だけでも、はまってしまってなかなか寝ない中学生が続出した。あらゆる情報通信機能を備えたスマートフォンは、コンピューターと劇場と通信ネットワークとスロットマシーンが、掌に与えられるようなものだ。それを寝床までもっていくのは、ニューヨークのタイムズスクエアかラスベガスで、煌々と光る電飾看板に照らされながら寝ようとしているようなものだ。

メールの受信ボックスやフェイスブックの書き込みをチェックして、それでも眠くならないので、ソーシャル・ゲームで遊び始める。すると、すぐに一時間、二時間経ってしまうが、眠くなるどころか、ますます眼が冴えてしまう。

眠れないのは、液晶画面が発する強いブルーライトのせいばかりではない。眠れなくさせるもっと根本的な理由があるのだ。それは、誰もがスマホやゲームを止められない理由でもあるし、注意力や意欲、もしかしたら記憶力さえも低下させるのに一役買っている原因かもしれない。そのことを解明したのが、画像診断技術の進歩である。

脳の中で起きていることは

ＭＲＩをはじめとする画像診断技術は、この二十年程長足の進歩を遂げ、今では精神医学的な診断にも欠かせないものとなりつつある。アメリカ国立精神衛生研究所（ＮＩＭＨ）では、画像診断のみによって精神疾患の診断を行う試みもなされている。症状で診断する場合には、どうしても主観的な要素が入り込むため、客観的なマーカーとして画像診断が注目されているのだ。この画像診断技術が、ゲーム依存症がどういうメカニズムで起きているのか、という病態の解明に大いに貢献することとなったのである。

ゲーム依存に対する認識を改める上で、最初のマイルストーンとなったのは、一九九八年に、イギリスの科学雑誌『ネイチャー』に掲載された一つの論文である。ノーベル賞受賞者を多数出していることでも名高いロンドンのインペリアル・カレッジとハンマースミス病院の研究者たちは、ＰＥＴ（陽電子放射断層撮影）という測定法を用いて、テレビゲームをするときに、脳内で何が起きているかを、世界で初めて報告した。八人の男性ボランティアが五十分間ゲームを行ったとき、ゲーム開始前とプレイ後で比べると、脳内の線条体と呼ばれる領域で、ドーパミンの放出が二・〇倍に増えていたのである。ちなみに、同論文に引用されているデータでは、覚醒剤（アンフェタミン）（0.2㎎／㎏）を静脈注射したときのドーパミンの放出増加は、二・三倍であり、ゲームを五十分間プレイすることによって生じたドーパミンの放出増加二・〇倍は、それにほぼ匹敵するものであった。

線条体は快感の中枢であり、その領域でのドーパミンの放出増加は快感をもたらす。人であれ、サルであれ、快感をもたらした行為を、繰り返すようになる。それが依存を生むことにもつながっていく。わずか五十分間のゲームが、覚醒剤の静脈注射にも匹敵する状態を脳内に引き起こしていたのである。

幼い子どもが飽きもせずに、何時間でも小さな画面を見ながらゲームをやり続けてしまうのを、大方の大人たちは笑って済ませていたのだが、それは笑い事ではなかったのだ。覚醒剤と大差がないくらい危険な「麻薬」を、子どもに知らずに与えていたのである。

その後の研究で、報酬系と呼ばれる脳の領域や情緒や共感性にかかわる領域で異変が起きていることが明らかとなった。冒頭にも述べたように、不利益な行動にブレーキをかけ、有益な行動には意欲を出すことに重要な働きをしている眼窩前頭葉や、相手の気持ちを理解したり、共感したり、気分の安定にもかかわっている前帯状回などの領域で、機能の異常だけでなく、萎縮や神経のネットワークの異変、という構造上の変化さえも起きていることがわかってきたのだ。麻薬や覚醒剤への依存と何ら変わりのないことが、脳のレベルで裏付けられてきたのである。もはや「ゲームをやり過ぎているだけで、病気なんかではない」などと呑気なことを言っていられなくなったのだ。

脳は心地よい行為を繰り返そうとする

このように、ゲーム依存やインターネット・ゲーム依存の人の脳で起きていることは、覚醒剤や麻薬中毒の人の脳で起きていることと、基本的に同じである。線条体にドーパミンが放出されると、それが歓びという報酬（ご褒美）となり、再びその行為を行うモチベーションや意欲を生む。こうした仕組みは、報酬系と呼ばれ、脳はある行為が報酬に結びつくことを学習すると、その行動を意識的、無意識的に繰り返すようになる。

ゲーム依存やインターネット・ゲーム依存に限らず、胸をときめかせるような行為はすべて、報酬系の興奮、つまりドーパミンの放出を伴うと考えられている。強い歓喜の瞬間には、β－

エンドルフィンなどのオピオイド（麻薬様物質）も放出されるが、それも最終的には、ドーパミンの放出を増やす。そして脳は、その味を覚えると、いつのまにかその行為を繰り返すようになる。

たとえば、メールや自分のブログ、フェイスブックを必要以上にチェックしてしまう人は少なくないだろう。また、特に目的もなくネットサーフィンをしたり、動画サイトを見る人も大勢いるだろう。一見、報酬もないのに繰り返してしまうように思えるかもしれないが、実は、何度か報酬の味を学習し、また報酬が得られることを期待しながら、その行為をしているのである。メールで嬉しい知らせがあったり、フェイスブックやブログに自分を励ましてくれる書き込みがあったりした嬉しい経験をし、その味を脳が覚えて、いつのまにかまた同じようないことがないかと、確認したくなるのである。

ネットサーフィンや動画に、つい時間を使ってしまうのも、以前味わった刺激をまた得ようと、驚きの情報や刺激的な画像を捜してしまうのも、一度味をしめた報酬系が、われわれを操っている結果なのである。何度も報酬を味わううちに、それは依存を形成していく。耐性が生まれ、同じ満足を得るために、もっともっと長時間、もっともっと強い刺激を求めつづけるようになる。

報酬系を狂わす「デジタル・ヘロイン」

もっと健全な形では、勉強や仕事を頑張って評価されたり、褒められたりすることも報酬である。そこで歓びを味わうと、その人は、また勉強や仕事で頑張ろうとする。仕事をして給与やボーナスをもらい、報酬を受け取ることによって、仕事をするという行為は強化され、少々嫌なことがあっても、何とか乗り越えて頑張ろうとする。スポーツや芸術的な活動でも、厳しい練習に耐えようとするのは、そこから達成感や賞賛という報酬が得られるからだ。

そうした体験を積み重ねる中で、人は自分の大切にする価値の体系を築き上げる。その人なりの価値観や行動基準を作り上げ、その行動を制御しているのが、先にも触れた眼窩前頭葉と呼ばれる前頭葉の領域である。眼窩前頭葉がうまく働いている人では、自分の行動規範や価値観に則って善悪を判断し、たとえすぐに報われなくても、長期的な目的に向かって努力をしようとする。

こうした報酬と、ネットやゲームをすることで得られる報酬は何が違うのだろうか。

現実の行動というものは、容易に報酬が与えられるわけではない。仕事や勉強、スポーツなどによって得られる報酬は、努力に比例するとは限らない。頑張っても、逆に本人のプライドを傷つけ、落胆させるような場合もある。

あらゆる依存症は、大した努力もなしに、報酬を味わえるという性質をもっている。その報酬は、目先の報酬に過ぎず、長い目で見れば、損失になるのだが、短期的には、大した労力もなく歓びや興奮、開放感や快感をもたらす。アルコールや覚醒剤にしろ、パチンコやゲームにしろ、それを摂取するだけで、あるいはプレイするだけで、いとも簡単に興奮や歓喜を味わえる。そこに、依存症という病気の付け入るスキがある。

そうした行動の味を学習してしまうと、脳の報酬系には短絡回路（近道）ができてしまう。そうなると、わざわざ苦労して、微々たる報酬しか得られない行動を頑張ることが愚かしくなってしまう。汗水たらして安い時給で働いていた人が、ある日、宝くじに当たってしまったようなものである。汗水たらして働くことは、もはや馬鹿らしい行為になってしまう。

報酬系とは、その人の価値観であり、善悪の体系でもある。厭なことや欲望をそそられることがあっても、それを我慢し、もっと大切だと思う目標に向かって努力することを可能にするのが、本来の報酬系の役割である。してはいけないことにブレーキをかけ、しなければならないことにアクセルをふかすのも、報酬系が目標や責任を果たすことに価値を置いているからだ。

ところが、依存症は、この報酬系を壊してしまうのである。実際、先述したようにインターネット・ゲーム依存症の人では、眼窩前頭葉の機能が低下し、萎縮さえ起こしている。ギャンブル依存や麻薬依存と同じことが起きている。インターネット・ゲーム依存が進むことは、生まれた時から長い年月をかけて育んできた、価値観の体系のタガを外し、崩壊させてしまうことなのである。

報酬系が壊れるとどうなるか

最新のある研究（Kim et al., 2014）は、インターネット・ゲーム依存（インターネット依存を含む）の人では、報酬に対する脳の反応が通常と異なることを報告している。この研究では、インターネット依存の青年と、健常な青年に課題を行ってもらい、次の四つのご褒美の与え方をして、脳の反応を調べた。

①その結果（成績）を呈示する
②褒めるなどの社会的報酬を与える
③金銭的な報酬を与える
④結果の呈示も含めて、まったく報酬を与えない

の四つである。

機能的ＭＲＩを使って脳の活動を比べてみると、意外な結果が出た。健常な青年と比べて、インターネット依存の青年の脳は、結果の呈示にだけ反応し、社会的な報酬や金銭的な報酬にさえ、あまり反応しなかったのである。つまり、インターネット依存の人にとって、課題、たとえばゲームをうまくやりこなすこと自体が、一番強い報酬で、社会的報酬や金銭的な報酬に

さえも、彼らの脳はあまり興味をしめさなかったのである。

通常は報酬となる金銭的報酬にも社会的報酬にも反応せず、その行為の出来・不出来にだけ反応するという報酬系の変化は、さらに進行すると、その行為を続けることが損得よりも優先されてしまう傾向へとつながっていくだろう。たとえばギャンブル依存症の人では、勝負に負けてお金を失っているときでさえも、線条体でのドーパミンの放出が増えていることが報告されている。重度のギャンブル依存症では、勝負に勝とうが負けようが、変動する確率にワクワクする興奮そのものが刺激であり快感となっているのである。

依存症に陥った人の行動を周囲からみると、どうしてそんな行動に、時間とお金と健康を無駄にしているのかと、ばかばかしく思えるに違いない。パチンコ依存の人は、平均で年間百五十万円くらい損をしていると言われている。二十年続ければ、三千万だ。競馬にしても、その期待値（平均的な回収率）は〇・七五であり、百円の馬券を買えば七十五円しか戻ってこない。つまり、やればやるほど損が膨らむ運命にある。それが数学的な真実であり、勝ったり負けたりしながら最終的には負けが膨らんでいく。

だが、ギャンブル依存の人は、負けてもドーパミンが出続けてしまい、金銭的な損得よりも、賭けること自体が報酬になっているのである。そのことを理解すれば、損が膨らもうと賭けつづけることも納得がゆく。報酬系が狂うことで、長期的な損失より目先の快感を優先するという意思決定の倒錯が起きているのである。

インターネット・ゲーム依存でも同じことが起きている。目先の興奮や楽しさのために、長い目で見て大きな損失を生じてしまうということを、ずるずる続けてしまう。やめないと、留年、失職、家庭の崩壊になると薄々わかっていても、そのことから目をそむけて、プレイを続けてしまう。これまで頑張ってきたことも、夢に抱いていた人生の目標も、色あせてしまい、オンラインゲーム以外のことには、関心も意欲もなくなってしまう。そして、もうどうすることもできないので、今の状況を続けるしかないと思ってしまう。報酬系が変質することによって、意思決定が損なわれ、自分が本来大切にしていたことも、どうでもよくなってしまうのだ。

長引く無気力とうつ状態

意思決定の狂いや、注意や遂行機能の低下とともに、インターネット・ゲーム依存によって起きるもう一つの大きな異変は、うつ状態やアパシー（無気力・無関心）である。しかも、その抑うつのレベルは、決して軽いものではなく、大うつ病のレベルに相当するケースも少なくない。

韓国の調査（Ha et al., 2006）では、インターネット依存（その大部分はネットゲーム依存）を認めた青年の四分の一が、大うつ病の診断基準に該当した。ゲームをすること以外には、まったく意欲や関心をなくし、気分はふさぎ込み、イライラしやすく、睡眠や食欲にも異常が見られることが多い。

覚醒剤依存やアルコール依存に伴いやすい合併症の一つはうつ状態であり、その程度はしばしば深刻で、自殺に至ることも少なくない。オンラインゲームへの依存でも、同じことが起る危険があり、韓国で行われた研究（Kim et al., 2006）では、インターネット依存の人に自殺念慮が高率に認められることが報告されている。また、ドイツで行われた大規模な調査（Rehbein et al., 2010）では、ゲーム依存の人に自殺念慮が多いという結果が出ている。実際、自殺のケースが数多く報告されている。

莫大な数のユーザーを抱えるオンラインゲームでは、当然そうした事例も起きやすく、ときには訴訟に発展する場合もある。そのため、ユーザーが自殺した場合の対応について、社員教育を行っているところもある。某オンラインゲームでは、カスタマーサポートに寄せられる自殺に関する相談が月千件にものぼるという。訴訟に至るケースは、ごく一部であるが、なかでもアメリカで注目を集めたのは、ソニー・オンライン・エンターテインメントが運営するオンラインゲーム『エバークエスト』である。

『エバークエスト』事件は、オンラインゲーム依存の影響が、それまでのテレビゲームなどよりはるかに大きく、深刻なものとなり得ることを社会に最初に印象付けることにもなった。このゲームのユーザーには複数の自殺者が出ているとされるが、そのうちの一人の青年に起きた悲劇を、報道されている事実や『ゲームにはまって（Hooked on Games）』の記載に基づいて追ってみよう。

ショーン・ウーリーは、もともと社交的で、友達も多く、人をよく笑わせる明るい人柄で、周囲ともうまくやれていた。学校生活を終えると、彼は就職して会社員になった。仕事も順調で、アシスタントマネージャーに昇進したのを機に、実家を出て、アパートで独り暮らしを始めた。

ところが、その頃から急に様子がおかしくなり始めた。きっかけは、『エバークエスト』というオンラインゲームに熱中し始めたことだった。母親の話では、ゲームに憑りつかれたようにはまりはじめ、それから、人柄が変わってしまったという。ショーンは、続けざまに何時間もゲームをやり続け、夜中も寝ないでプレイするようになった。当然、仕事も休みがちになり、せっかく昇進していたのに、失職してしまう。仕事だけではなかった。それまで活発だった友達づきあいもしなくなった。収入を失ったショーンは、インターネットの料金さえ払えなくなり、ついにインターネットへの接続を止められてしまう。

ある夜遅く、母親は階下から響いてきた大きな音で目を覚ました。恐々階段を降り、階下の部屋を覗いた母親は、目の前の光景に、凍りつきそうになった。ふだん彼女が使っているコンピューターの前に、ショーンが陣取って、ゲームをしていたのだった。『エバークエスト』だった。インターネットが使えなくなったショーンは、夜中に六キロ以上もの道のりを歩いて母親の家までたどりつき、家に押し入るなり、ゲームをやり始めたのだ。

尋常ならざる息子の様子を心配した母親は、医者やカウンセラーに相談し、助力を得ようとしたが、誰もまともに取り合ってくれなかった。彼らは異口同音に、薬物やアルコールのようにゲームに依存することはないと言い、安心するようにと言った。

そのことを母親から間接的に聞いたショーンも、それみろとばかりに、今まで通りゲームをやり続けた。ショーンはますますゲームの世界にのめり込み、かつては彼にとって大切だったものにも全く目を向けなくなった。ショーンの中で、現実とファンタジーとの境目が曖昧になっていき、「ゲームの世界のイメージが現実の世界にしみ出すように」ショーンは幻聴を耳にするようになっていた。

ショーンは、一緒にプレイする一人のゲーマーと密接な関係を育むようになるが、それは両刃の剣でもあった。彼が信奉していたゲーマーから傷つけるようなことを言われたとき、そのゲーマーとの関わりを断っただけでなく、すべての関わりから背を向けて、自分の殻にこもるようになってしまったのだ。オンラインでつながっていた友達からも、現実世界での友人や家族からも、自らを孤立させてしまったのだ。ショーンは、すべてに興味を失くしてしまったようになり、かつてのショーンとはすっかり人が違ったようになってしまった。

三週間後、コンピューターの前に坐ったショーンは、弾を込めた拳銃をこめかみにあてがうと、引き金を引いた。そして、二十一歳という若さで、自分の人生にピリオドを打ったのだ。

ショーンが重度の依存に陥っていたにしても、なぜ自殺するにまで至らねばならなかったのか。その過激な行動の背後にあったと考えられるのが、オンラインゲーム依存にしばしば伴う重度のうつ状態である。

ドーパミンを大量に放出させる行為に依存することは、その反動として、その行為以外の生活において、もう歓びを感じられなくなる。それどころか、深い落ち込みや無気力に襲われ、否定的な感情、空虚感や自己否定、希死念慮などに襲われやすくなる。

非日常的な興奮に没頭し、脳をお祭り騒ぎにしてしまうことは、自分で〝躁うつ病〟を作り出しているようなものなのである。一度躁状態を経験した人では、普通の状態が〝うつ〟と感じられる。生きている気がしない。覚醒剤を覚えた人では、覚醒剤以外のものが与えてくれる普通の歓びが、もはや退屈にしか感じられない。オンラインゲームに熱中した人でも、同じことが起きている。日常的に大量のドーパミンが放出されるような時間を繰り返し過ごした結果、覚醒剤を繰り返し使用したのと同じように、普通の生活の刺激では、何も感じず、空虚感やけだるさ、落ち込みを覚えるようになってしまうのだ。

ドーパミンが大量放出されると、ドーパミン受容体は脱感作（一過性に感受性を失い、麻痺してしまうこと）し、さらには「ダウンレギュレーション」と呼ばれる調整の仕組みが働いて、ドーパミン受容体の数自体が減ってしまう。実際、このことはPETを用いた研究（Kim et al., 2011）により確かめられている。受容体が減った結果、もっとドーパミンを出さないと、同じくらいの快感が得られなくなり、さらに長時間、さらに強い刺激を求めようとする。これが「耐性」という現象で、その行為への依存と表裏一体の関係にある（次ページ図版参照）。耐性ができればできるほど、より多くドーパミンを出す行為をしないといられなくなる。だが、してもしても最初ほどは満足が得られなくなる。

だが、人間の体力にも限界があるし、ドーパミンは際限なく放出されるものではない。休息しないと、ドーパミンもやがて枯渇してくる。受容体も脱感作し、鈍麻した状態に陥ってしまう。こうなると、ゲームをするのもそれほど楽しくなくなってくるが、同時に何に対しても、意欲も歓びも感じられなくなる。

これがゲーム依存症に伴ううつ状態、ネットゲーム・アパシーが生じるメカニズムだ。うつ状態を紛らわせようとして、覚醒剤やアルコールに頼り、ますます深みにはまっていく

耐性の仕組み

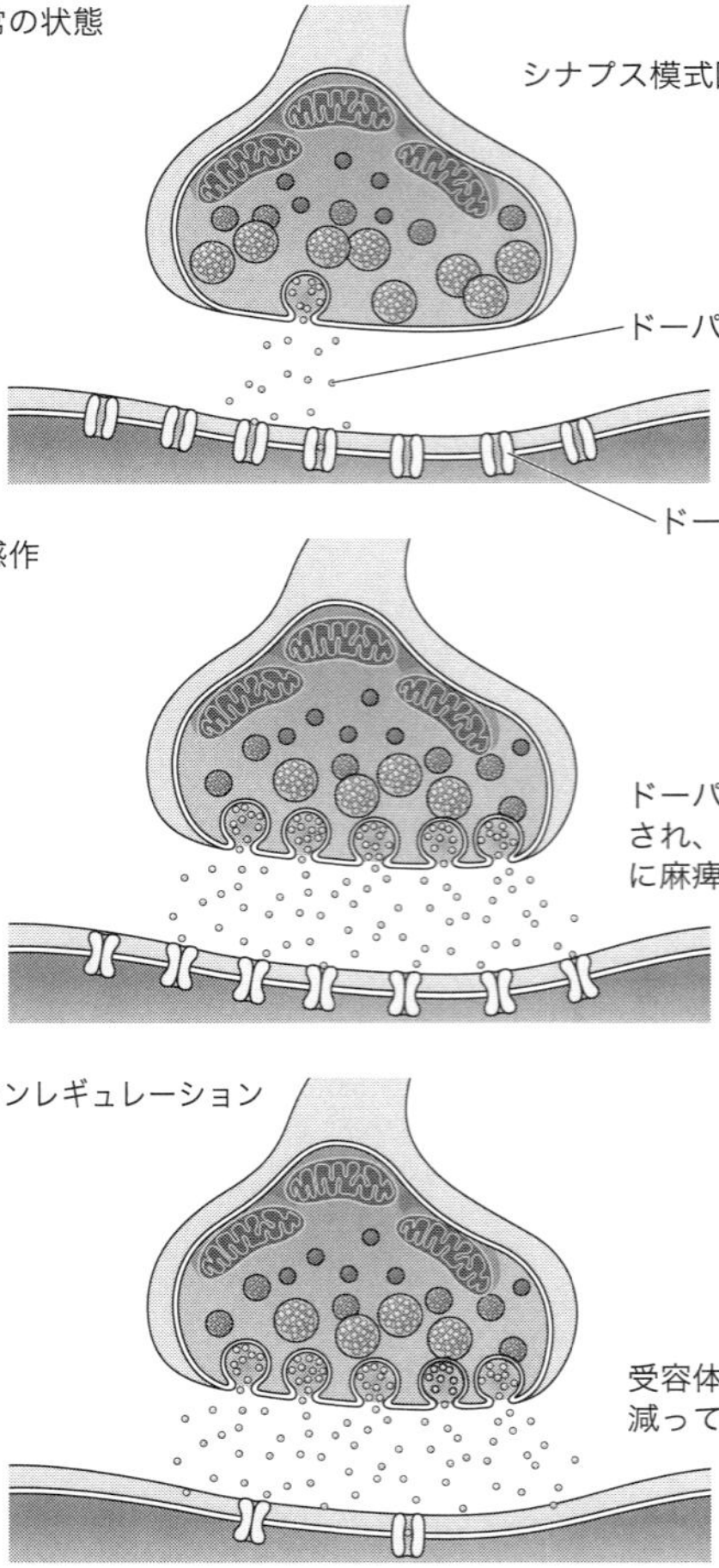
通常の状態
シナプス模式図
ドーパミン
ドーパミン受容体
脱感作
ドーパミンが大量放出
され、受容体が一時的
に麻痺する。
ダウンレギュレーション
受容体の数そのものが
減ってしまう。

のと同じように、インターネット・ゲーム依存でも、うつ状態を紛らわせようと、さらにゲームや刺激の強い映像に依存していく。だが、それはさらに事態を悪化させる。ドーパミンの大量放出が続けば続くほど、その反動として、深い落ち込みや虚無感、無価値観に襲われやすくなる。突然、自殺してしまうということも、ドーパミンの大量放出が続いた末に生じた、強いうつ状態がもたらしたものだと考えられる。

遅れた医療側の認識と治療

テレビゲーム（国際的な言い方では、ビデオゲーム）への依存が、児童に悪影響を引き起こしているという報告が最初になされたのは、一九八二年のことである。それ以来、多くの調査や研究がなされてきたが、子どもの問題を身近に知る人は、その深刻さに早くから気づき、警鐘を鳴らす一方で、現状をあまり知らない人たちは、精神医学や脳科学の専門家でさえも、消極的な、ときには業界サイドを擁護する態度をとり、ゲームの有害性は科学的に証明されていないとか、ときには、ゲームは子どもの発達に有益であると述べたりして、混乱を助長してきた。

ゲームが巨大な産業となり、莫大な利益と多くの雇用を生み出しているという現実の中で、政治家も政府も、本気でこの問題に取り組もうとはしてこなかった。最初に取り上げられたのは、ゲーム依存よりも、暴力的なゲームの問題であり、これに対しては業界団体がレーティングを行い、適正年齢を表示するといった自主規制による対応が、遅ればせながらなされた。

しかし、もう一つの深刻な問題であるゲーム依存に対しては対策が遅れた。ゲーム依存症に対して、精神医学の専門家さえも慎重な姿勢をとったため、疾患としての認識や診断、治療が遅れたことも一因となった。むしろこの問題に積極的に取り組み、警鐘を鳴らしたのは、小児科の医師たちだった。一九九〇年代から、診断のための基準を作る試みがなされ、さらにごく一部の医療機関では、ゲーム依存やコンピューター依存の治療が始まっていたが、例外的な取り組みに留まっていた。

理解されなかった「行為への依存」

この間も状況は悪化の一途をたどり、インターネットの普及がそれに拍車をかけた。見てきたように、インターネット・ゲーム依存により、睡眠障害、注意力、遂行機能の低下、意思決定の異常、うつ状態、社会的機能の低下といったさまざまな問題が起きているのである。

だが、それより以前の問題として、子どもの人生にダメージを与えるのは、依存することによって膨大な時間が失われ、もっと豊かな体験や学習をする機会を失ってしまうことだ。それによって、その子は、取り返しようもないほど大きな負債と欠陥を抱えてしまう。

こうした深刻な事態が起きているにもかかわらず、現実の医療が、その認識においても治療的実践においても非常に遅れてしまい、有効な対策がとれなかったのは、なぜだろうか。そこには、依存症というものに対する認識不足がある。

そもそも人類が依存症というものを理解するようになったのは、比較的最近のことである。わずか半世紀前には、アルコール依存症というものに対してさえ理解が乏しく、医療関係者の間にさえ十分に認知されていなかった。

その後、嗜癖性の物質に対する依存ということについては、大いに理解が進んだが、嗜癖性の行動への依存ということについては、まだ多くの専門家が懐疑的で、そうした状態を疾患として認めることに強い抵抗が存在し続けた。

行為の依存症として最初に認められたのは、ギャンブル依存症である。ギャンブル依存症の場合も、疾患として認められるまでには時日を要したが、社会がその弊害を認識していたことで、まだ抵抗は小さかった。ただし、病名はできても、本当の意味で〝病気〟だという認識は薄かった。それを変えたのが、脳機能画像診断技術の進歩である。それによって、脳の機能に異常が起きていることが明らかとなり、今では治療すべき疾患という認識が確立されている。保険適用を受けることもできる。

それに対して、インターネット依存やゲーム依存の場合には、気軽に楽しめる娯楽や便利なツールとしてのメリットの部分が大きく、教育や社会、文化に恩恵をもたらす希望的な側面がむしろ強調されてきた。「社会悪」とされるギャンブルや麻薬といったものとでは、そもそもその位置づけが大きく違っていたのである。それだけに、ギャンブルや麻薬依存と変わらない危険性をもつなどということは、なかなか受け入れられなかったのである。

そうした状況を大きく変えたのは、二〇〇〇年代に入ってからの、オンラインゲーム依存の急拡大である。オンラインゲームは今世紀に入って急速に広まり、コンソール型のゲーム機を席巻して、その座を脅かすまでに成長している。二〇一二年のデータでみても、世界で十億人を超えるユーザーがプレイするまでに膨らんでいる。市場の拡大成長という点では、コンソール型のゲーム機を圧倒し、その座を脅かそうとしている。

特にインターネットの整備が進んだ韓国では、ネットゲーム依存の問題が深刻化し、ネットゲーム依存の患者数は百万〜二百万人と言われている。また中国では、都市部だけで二千四百万人のインターネット依存症患者がいると推定され、社会問題としてクローズアップされるようになった。

日本でも、社会の認識は徐々に変わりつつある。筆者が、二〇〇五年に、拙著『脳内汚染』で、ゲーム、ネット依存の問題を取り上げた時には、まだ日本には専門の医療機関もない状況だったが、その後、ネットやゲームへの依存が、ようやく一般にも認知され始め、専門家たちも重い腰を上げ始めた。二〇一一年には、久里浜医療センターに、インターネット依存治療部門がスタートするなど、一部では治療的な取り組みをする医療機関も登場している。

治療的取り組みを先導してきたのは、日本よりも韓国やアメリカ、中国であった。中でも、今日もっとも積極的に、予防的、治療的な取り組みを行っているのは韓国、中国である。後で詳しく見ていくが、韓国では、女性家族部（日本の省庁に相当）が旗振り役となって、特に十八歳未満の児童に対して、インターネット依存を予防し、依存者を減らす試みをおこなっている。国がプレイできる時間に制限を加えるという、かなり実効性のある徹底したもので、成果を生みつつある。中国でも同様の取り組みが行われている。

対応を遅らせた日本的ことなかれ主義

治療的な取り組みや国を挙げた予防対策がなかなか進行しない最大の理由は、肺がんの最大の要因とわかっていながら、喫煙が何十年も放置されてきたことと同じ事情がかかわっている。そこには莫大な利権がからみ、タバコメーカーが、強力なロビーイングを行って政治家に圧力をかけたり、研究者を抱き込み、肺がんとの関係が「科学的に証明されていない」という研究結果や宣伝を意図的にばらまいてきた構図とよく似ている。因果関係の証明はたやすいことではないが、証明できないというデータを出すことは、はるかに容易である。

莫大な資金をもつメーカー側と、ごく一握りの良心的な研究者や被害者が争ったところで、勝負になるわけがない。いとも簡単にその主張を封殺し、敗訴に追い込み、直接間接の圧力によって沈黙させてきた。その典型的なやり方の一つが、そうした主張をする研究者を、「頭がおかしい」「信用できない」「人格的に問題がある」といった個人攻撃によって、潰してしまうことだ。

そうすることは、二重の効果を生む。その有害性を主張する研究者が信用されなくなり、本気で周囲が耳を貸さなくなることで、その主張を封じ込めるだけでなく、その事実に薄々気づいている他の研究者がいても、そうした主張を行うのを躊躇し、控えてしまうという抑止効果を生むことだ。スケープゴートにされ、笑いものにされて潰されていく研究者の悲惨な姿を見せつけられれば、それも当然だ。その問題にはかかわりたくない、という風潮が生まれ、誰もおおっぴらには真実を言わなくなる。

ゲーム、ネット依存症に対して、精神医学や神経科学の専門家の間で起きていた状況は、まさにそうしたものだった。ゲームやインターネットの有害性について、公の場で発言することは、この十年、ある意味、日本の研究者の間ではタブーに近い状況となっていたし、今日もその風潮が残っている。ゲーム産業が大きな力をもった日本では、特にその傾向が強い。日本人特有のなあなあ主義や、出る杭になって打たれるのを嫌う気質も、そうした無責任な沈黙を助長したに違いない。

悲しいことだが、ゲームやネットが子どもの発達に有害だと言ったりすれば、ゲームメーカーから目をつけられ、今後の研究に差し支えるかもしれないという危惧や、ゲームの愛好者たちから激しいバッシングに遭うのではという恐れの方が勝って、わざわざ自分が、余計な発言をして矢面に立つ必要はないと思ってしまうのだ。

だが、真実はいつまでも誤魔化せるものではない。時間とともに、危険性の事実は、誰の目にも否定しがたいものになる。過半数か、もっと多くの人が、そのことに気づいたとき、ようやく空気が変わり始める。

タバコの場合、ようやく政府が喫煙対策に乗り出したのは、遅きに失した二〇〇二年のことである。最初に発がん性との関連が報告されてから七十年近くが、一九七〇年にWHOが最初の喫煙抑制に対する勧告を出してから、三十年以上が経過している。

しかも、政府が主導的に対策を行ったとは到底言えない。二〇〇二年の時点では、単なる努力目標として掲げられただけで、規制を伴う実効性のある対策が取られたのは、二〇〇三年にWHOの総会で「たばこ規制枠組条約」が採択された翌年、世界で十九番目に条約が批准されてからである。結局、自分では何も決められず、行動もせず、外国からの圧力でようやく動いたということだ。いつものことながら、一国民として情けない。

ことの経緯はどうであれ、それによって喫煙率は一段と低下し、ことに未成年者の喫煙を大幅に減らすことに成功している。本気で対策をとるかどうかだけのことなのだ。韓国や中国が積極的な対策に乗り出しているのとは対照的に、日本流のなあなあ主義でインターネット・ゲーム依存の問題は放置されているのである。

しかし、その流れも少し変わりつつある。昨年二〇一三年は、インターネット・ゲーム依存の治療の歴史においては、エポックメイキングな年となった。

ついにアメリカ精神医学会の診断基準に

前述の通り、二〇一三年五月に、アメリカ精神医学会より出された最新の診断基準であるDSM－5に、インターネット・ゲーム依存症が初めて、「インターネットゲーム障害」として採用されたのである。異議を唱える勢力の執拗な抵抗に遭いながらも、どうにか多数派を占め、一定の同意をみるに至ったのである。最初のゲーム依存の報告から、三十年かかったことになる。

今回は、さらなる研究に向けての試行的な採用であるが、事実上、もっとも権威ある国際的な診断基準に、精神障害の一つとして認められたことになる。これまで多くの紆余曲折と議論を乗り越えての採用であり、世界的にその弊害が、もはや看過することができない状況に至っていることの表れでもある。

医学的な診断基準が正式に誕生したことは、治療という点で大きな意義をもつ。というのも、治療を行う上で、医療保険の対象になるかどうかが、継続的な治療を受ける上で、重要な要素となるからだ。インターネット・ゲーム依存が正式の疾患として認められないと保険適用とならないため、保険外での治療を行うほかない。実際には、合併している適応障害やうつ状態、発達障害などの診断により、保険対象となるケースが多いが、純粋にインターネット・ゲーム依存だけというケースでは、保険適用にならない。

また、インターネット・ゲーム依存の治療に有効な認知行動療法なども、現在のところ、この診断では、医療保険の対象とはならないという問題もある。

アメリカなどでは、民間の保険会社の医療保険を使って医療機関を受診するため、その辺りのチェックが非常に厳格で、治療を受けたくても受けられないという状況があった。国際的な診断基準ができたからといって、現状はまだあまり変わっていないが、今後、インターネットゲーム障害といった診断名が一般にも認知されていくと、保険適用も受けられるようになることが期待される。

インターネットゲーム障害は、ギャンブル障害（gambling disorder：ギャンブル依存症と呼ばれているもののDSM－5での新たな診断名）と非常によく似た行動への依存と考えられ、診断基準も、基本的な構造を共有する。日本語版を引用しながら、診断基準の中身をみていこう。

インターネットゲーム障害

臨床的に意味のある機能障害や苦痛を引き起こす持続的かつ反復的な、しばしば他のプレーヤーとともにゲームをするためのインターネットの使用で、以下の5つ（またはそれ以上）が、12カ月の期間内のどこかで起こることによって示される。

（1）インターネットゲームへのとらわれ（過去のゲームに関する活動のことを考えるか、次のゲームをたのしみに待つ：インターネットゲームが日々の生活の中での主要な活動になる）

注：この障害は、ギャンブル障害に含まれるインターネットギャンブルとは異なる。

（2）インターネットゲームが取り去られた際の離脱症状（これらの症状は、典型的には、いらいら、不安、または悲しさによって特徴づけられるが、薬理学的な離脱の生理学的徴候はない）

（3）耐性、すなわちインターネットゲームに費やす時間が増大していくことの必要性

（4）インターネットゲームにかかわることを制御する試みの不成功があること

（5）インターネットゲームの結果として生じる、インターネットゲーム以外の過去の趣味や

娯楽への興味の喪失

(6) 心理社会的な問題を知っているにもかかわらず、過度にインターネットゲームの使用を続ける

(7) 家族、治療者、または他者に対して、インターネットゲームの使用の程度について嘘をついたことがある

(8) 否定的な気分（例：無力感、罪責感、不安）を避けるため、あるいは和らげるためにインターネットゲームを使用する

(9) インターネットゲームへの参加のために、大事な交友関係、仕事、教育や雇用の機会を危うくした、または失ったことがある

注：この障害には、ギャンブルではないインターネットゲームのみが含まれる。ビジネスあるいは専門領域に関する必要性のある活動のためのインターネット使用は含まれないし、他の娯楽的あるいは社会的なインターネット使用を含めることを意図したものではない。同様に、性的なインターネットサイトは除外される。

（『DMS－5精神疾患の診断・統計マニュアル』日本語版用語監修　日本精神神経学会　医学書院）

DSM－5の診断基準はこの通り、九項目よりなり、そのうちの五項目以上に該当すること

が診断の要件となる。

特異性の高い症状として、DSM－5の診断基準で重視されたのは、①とらわれ（没頭）、②離脱症状、③耐性、④コントロール困難、⑤他の活動への関心低下、⑥結果のフィードバックの消失（悪影響が出ているとわかっているのに、使用を減らすことができない）、⑦使用についての欺瞞行為、⑧逃避的使用、⑨社会生活、職業生活の破綻、である。

このうち最後まで議論が分かれたのは、「とらわれ」を含めるべきかどうかである。とらわれた状態は、一時的な過剰使用でもみられるためだ。また、一見とらわれがみられない状態でも、実は依存しているということがある。ある程度慢性化した依存状態では、そうした状態にしばしば出会う。ただ、経過中には、度を超したとらわれの時期が必ずあり、変動はあっても、それが年余にわたって続くことが多い。
①耐性、つまり、過剰な時間やり続けること、②離脱症状、つまり、止めると出現するイライラや不安、興奮、③使用することへの強い渇望と使用を減らす、または中止することの困難、④生活に支障が生じているのにやり続けてしまうこと、⑤社会的、職業的な障害が生じていること、の五項目は中核的な症状と言えるだろう。
また、他の活動への関心の低下、結果のフィードバックの消失、逃避的使用にも、次の章で見ていくように高い診断的な価値があり、それなりに考え抜かれたものとなっている。

一時的な熱中とは異なる

まず理解しておく必要があるのは、単なる過剰使用と依存症は、質的に異なるものだということだ。離脱症状や耐性といった現象は、心理的なレベルというよりも、生理的な現象であり、身体的なレベルの依存を示す証拠とされるものである。そのレベルに達すると、報酬系の機能が破綻することで、理性的なコントロールは不能に陥り、快楽や利得より苦痛や損失が大きくなっていても、その行為をやめられなくなる。

一過性の熱中なら、悪い影響が出てくると、その行為にブレーキをかけるというフィードバックが働く。ところが、依存症が進んでくると、このフィードバックの仕組みが失われ、「もうダメだ」「現実は嫌なことばかりだ」「もうどうでもなれ」と、逆にアクセルを踏んで、現実逃避を加速させることも多い。これが、結果のフィードバックの消失である。使用するためなら家族を欺くことも辞さず、現実の課題は後回しにし、学業や職業、果ては自分の将来を棒に振ってさえ、痛痒を感じなくなる。

ここまでくると、それはただ「はまっている」というレベルの状態ではなく、完全な〝病気〟の状態なのである。脳の報酬系の機能に異常が起きていて、もはや放っておいても元には戻らない状態に陥っているのだ。

覚醒剤でも、一度使用したからと言って全員が覚醒剤依存になるわけではない。しかし、一度強烈な快感を味わってしまうと、依存症への準備がなされる。そして、使用を繰り返すうちに、もう元には戻れないラインを越え、依存症になってしまう。それが、報酬系の破綻であり、悪い結果によるフィードバックがかからない状態なのである。

インターネット・ゲーム依存も、現実の課題に大きな支障が生じているのに、使用にブレーキがかからないというところまで来た段階で、そのラインを超えてしまっているのである。依存症になってしまうと、こうした報酬系の変質だけでなく、それ以外の脳の機能にも異変を引き起こす。それは依存に随伴しておきる慢性的な症状であり、ある意味、「後遺症」と呼ぶこともできるだろう。統合失調症や覚醒剤依存症の慢性患者にみられる「陰性症状」や「認知機能障害」に似ている点も多い。

すでにみた通り、社会的機能の低下や共感性の低下、集中力や課題処理能力の低下、意欲関心の低下、自己コントロール能力の低下、うつ状態や気分の変動といったことが慢性的に見られるようになる。まるで人が違ったようになってしまったと感じられるのは、そうした症状のためだ。その状態は、覚醒剤やドラッグ依存にともなってみられるものと、基本的には同じである。脳が酷使され、燃えカスのようになった状態なのである。それが長期間続けば、人格さえ変わってきたとしても、何ら不思議はない。

依存が疑われる人は、四百〜五百万人以上と推定

早くから唯一国レベルの調査が行われている韓国でのインターネット依存（インターネット・ゲーム依存以外も含む）の有病率は、二〇一〇年において一般人口の八・〇%、児童の一二・四%に達するとされる。近年行われているアジア各地域の調査では、概ね八%前後の有病率が報告されているが、日本で中高生を対象に行われた大規模な調査（二〇一三）でも、八・一%が、病的な依存を強く疑われるとされた。二〇一四年に発表された厚生労働省研究班の調査結果によると、インターネット依存の傾向が疑われる成人は四百二十一万人で、五年前より一・五倍に増加した。二十代前半の男性では十九%にも上っている。子どもと大人を合わせると、依存が疑われる人は五百万人以上と推定されている。

実際に治療を求めて医療機関に来院する重症のケースは、インターネット・ゲーム依存を伴っていることが多く、久里浜医療センターでも八割を占めているという。アジア六カ国でインターネット依存の実態を比較した研究（二〇一四）で、十二歳から十八歳の若者のオンラインゲームの利用率は、わが国が、韓国、中国を上回ってトップであり、約四割にのぼる。オンラインゲーム依存が深刻とされる中国（一一%）の四倍近い水準となっている。中韓で規制が強化される一方で、日本では野放しの状態が続き、さらにスマホでのインターネット・ゲーム利

用が急増しているためと考えられる。

インターネット依存、ことにインターネット・ゲーム依存は、他の精神疾患に何ら劣ることのない深刻な病理性をもち、また、心理社会的機能の顕著な低下を来す。しかも、先述したように、長期にわたって依存が続くと、脳の特定の領域で灰白質の体積減少、つまり脳の萎縮が認められる。萎縮が起きるのは、神経細胞が死滅することによる。一度死んだ神経は元には戻らない。ある程度可塑性をもつとはいえ、不可逆的とも言える変化が起きてしまっているのである。そうした脳内の変性に伴っておきるのが、次に述べるさまざまな持続的影響である。この章のまとめとして、これまで述べたこととも一部重なるが、整理しておきたい。

厄介なのは「後遺症」

従来型のゲーム依存やインターネット依存でも、これらの問題が認められるが、さらに強烈な依存性をもつインターネット・ゲーム依存では、そうした問題がより深刻に表れやすい。後遺症を深刻化させないためにも、できるだけ早期に依存を脱することが重要だと言える。

（1）睡眠リズムの崩壊と慢性的な睡眠障害

まず必発の問題としては、過剰使用により睡眠時間が削られ、睡眠のリズムがガタガタになってしまうことが挙げられる。夜間も強い画面の光を浴び続けることで、体内時計のリズム（概日リズム）が乱れ、概日リズム睡眠障害を起こしてくる。パソコンだけでなく、ケータイやスマホのバックライトに含まれるブルーライトは、紫外線の次に波長が短い、強いエネルギーをもつ光である。

深夜であれゲームをすると、覚醒剤の静脈注射に匹敵する大量のドーパミンの放出が起きてしまう。眠れなくなるのは当たり前だ。当然、朝が起きられなくなる。起床が困難となり遅刻や怠業が増え、昼間の強い眠気のため、学業や仕事に影響が出る。

だが、そうした一過性の影響にとどまらないことが多い。一度、睡眠相が狂うと、もとに戻すのは容易ではない。重度の依存が長期化したケースでは、体内時計のリズムが完全に崩壊し、寝る時間も起きる時間もバラバラで、昼も夜もなくなってしまうという状態がみられる。睡眠相がずれるというよりも、睡眠相と覚醒相というリズム自体が失われてしまうのである。

また、大量のドーパミンの放出にさらされ続けた結果、神経が過敏になり、頑固な不眠がみられるケースも多い。

ある三十代の男性が、不眠と日中の眠気、だるさ、頭痛、意欲低下、疲れ易さなどを訴えてやってきた。それらの症状は数年前から続いており、この一、二年は、仕事もできなくなっているとのことだった。半年ほど前に、別の医療機関でうつ病と診断され、治療を受けたが一向によくならないという。話を何度か聞いていくうちに、男性は、実は数年前からオンラインゲームにはまり、帰宅してから明け方までやり続けていたことを打ち明けた。しかし、最近は、お金が続かなくなって、一時ほどはやらなくなったので、関係ないと思って言わなかったという。熱中のピークを過ぎても、不眠とうつ状態にも似た無気力などの症状が、残っていたのだ。

(2) 学業成績、職業機能の低下

インターネット依存、ゲーム依存に頻度の高い、深刻な問題の一つは、学業成績の低下である。二〇〇六年にゲームなどの影響を討議する政府諮問の委員会の委員となったとき、ゲーム依存の弊害の一つとして、学業成績の低下があることを述べると、ゲームの業界団体の顧問も務められるメディア学専門のある大学教授が、ゲームと学業成績の低下は無関係だと激しく反論されたので、大変驚いたのを覚えている。実際、そうした結果を示す論文も出ていることを指摘しても、そんな研究は見たことがないと言われたので、さらに驚いた。

当時からそのことは、学校現場で働く先生方や児童にかかわる専門家の間では当たり前の事実であったし、オンラインゲームのような依存性の強いものでは、その影響はさらに著しく、オンラインゲーム依存に陥り、高校や大学を留年、中退するケースの急増がすでに問題となり、

大学関係者からも警鐘が鳴らされていた。

今日では、さすがにその影響を否定する人はあまりいないだろう。しかし、親が医師や大学教授で、ある程度の知識を持っていそうな家庭でも、子どもがオンラインゲーム依存になり、成績が急降下して慌てて相談に来るというケースが後を絶たない。

ケータイやスマホでも、過剰な使用が学業成績に影響することは、現場で子どもたちにかかわる人なら「常識」であったが、先ごろ、それを明確に裏付ける調査結果が出た。

文部科学省が、全国学力テストの結果に基づき、分析した調査結果によると、スマートフォンの使用時間が長くなるほど、学力が低下する傾向がはっきりと認められたのである。

学業成績だけでなく、仕事の成績にも悪影響を及ぼすことは言うまでもない。海外の研究だが、モバイルフォンの使用時間が長い人では、業績の低下だけでなく、対人関係のトラブルも多い傾向が認められるという。

(3) 遂行機能や注意力、記憶力の低下

インターネット、ゲームに熱中したので、勉強時間が不足し、成績が低下したというだけなら、その影響は一過性に終るだろう。熱中が冷めて、また勉強に取り組むようになれば、成績は回復するかもしれない。だがインターネット・ゲーム依存の影響の深刻さは、単に時間を奪

われたということに留まらない。もっとベースにある能力自体がダメージを受けてしまうのだ。脳の機能自体が悪化してしまう。もっと端的に言えば、「頭が悪くなってしまう」のだ。その結果、以前は優秀な成績をとれた人も、頑張ろうとしているのに結果が出せなくなる。それほど苦労せずにやりこなせていたことさえも、出来なくなってしまう。その結果、ますます自信や意欲を失い、ゲームやネットに逃げるようになる。

脳の機能へのダメージとして明らかとなっているのは、注意力や遂行機能と呼ばれる能力の低下である。どんな課題であれ、それをうまくこなすためには、まずその課題に集中することが必要だ。集中力の土台をなしている機能が、注意という能力である。ゲーム依存の人では、この注意力の低下を伴いやすく、依存が長期にわたる程、その傾向が強まる。また、もともと注意力の低下がある人では、それがいっそう悪化する。

なぜそうしたことが起きるかは、ドーパミンが注意という働きに密接に関係しているからである。ゲームに熱中し、ドーパミンが過剰に放出されると、注意力が普段より高まる。いつもは不注意な人でも、ゲームをやっているときは、高い集中力を発揮することが多いが、その理由も容易に理解できるだろう。つまり、適度にゲームをすることは、注意力を高める効果がある。

ところが、長時間ゲームに熱中するようになると、大量のドーパミンが放出され、ドーパミン受容体は脱感作を起こすだけでなく、中長期的には、ダウンレギュレーションを起こして、数自体を減らしてしまう。つまり、ドーパミンが、働きにくくなってしまうのだ。それによって、ゲームをしていない時には、さらなる注意力の低下が起きる。

一方、遂行機能は、段取りよく課題をやり遂げる能力で、注意力だけでなく、計画を立てたり、状況に合わせて行動を柔軟に切り換えたり、並行して同時に課題をこなしたりする能力も含まれる。遂行機能が低下すると、いくら知識や能力があっても、それを発揮することができなくなる。

その結果、特に期限内に計画的に課題を仕上げたり、提出物を出したりということが、仮にそのための時間があったとしても難しくなる。

また、インターネット・ゲーム依存の人で処理速度の低下についで認められやすい認知機能の問題として、ワーキングメモリーや言語的記憶力の低下が報告されている。ワーキングメモリーが低下すると、聞き取りや暗算に支障がでるだけでなく、思考内容を頭に保持できないので、物事を深く多角的に考えることも難しくなる。言語的な記憶力が低下すると、以前より物覚えが悪いと感じ、単語を覚えたり、公式や数式を覚えることにも困難を感じやすくなる。

思うように手も思考も働かず、集中できず、ミスばかりするといった何重苦もの状態が、学習や仕事を困難にしてしまう。これは子どもだけの問題ではない。成人を対象にした調査でも、スマートフォンに依存している人では、記憶力や注意力の低下を自覚する人が高率に見られるという報告もなされている。

(4) うつ状態や無気力

インターネット(・ゲーム)依存にしばしば伴うのがうつ状態や無気力である。これは、遂行機能や注意力、記憶力の低下の一因となっている可能性もある。うつ状態の人がゲームで気分を上げようとして、依存する面もあるが、むしろ多いのは、インターネットやゲームに依存することで、うつ状態に陥ったり、うつ状態が悪化するケースである。ストレスを紛らわせようとインターネットやゲームに依存し、さらにうつ状態が悪化するという悪循環を生じやすい。

ドーパミンは、注意力や記憶だけでなく、意欲や歓び、活動性にもかかわっているので、過剰なドーパミンにさらされることは、その後で、うつ状態や無気力を来すのだ。先に述べたように、ドーパミン受容体がダウンレギュレーションを起こしてしまうと、回復に時間がかかり、うつ状態や意欲・関心の低下が遷延化しやすい。遂行機能や注意力、記憶力も低下し、いっそう課題の処理を困難にし、また余計に落ち込んでしまうという状況を呈する。

(5) 社会的機能を低下させ、しばしば社会恐怖を強める

インターネット（・ゲーム）依存に伴いやすい問題として、社会的な関心や機能の低下が挙げられる。人付き合いや現実の友達に対して関心が低下し、会ったり一緒に遊んだりすることにも熱心でなくなる。それまで友達が多かったという人でも、現実の友達との付き合いが減り、もともと人づきあいが少なかった人では、まったく孤立してしまうことも珍しくない。

それとともに、対人緊張や集団に対する不安が強まり、人の中に入って行くことに強い不安や恐怖を感じるようになるケースもある。周囲の人を不快な存在や敵とみなし、視線や些細な言葉に過敏になり、傷つくこともしばしばだ。そのため、学校や職場に出にくくなり、ときには外出さえも厭うようになる。この点については、治療のところで、もう一度触れたい。

（6）神経過敏、攻撃性や敵意の増大

インターネット・ゲーム依存では、神経が過敏になり、イライラや攻撃性、敵意が強まるということがみられる。離脱症状による部分もあるが、ドーパミンの大量放出が続いた結果、過敏な状態を作り出すとともに、感情の暴発にブレーキを掛ける眼窩前頭葉や感情の安定に関係する前帯状回などの機能が異常をきたすためだと考えられる。

特に暴力的な内容のゲームに依存する場合には、攻撃性や敵意が強まりやすいが、その場合、自分の痛みにかかわる領域の活動が亢進する一方で、他人の痛みに共感する領域の活動が低下

することが報告されている（Mathiak et al., 2006）。

なお、近年の研究で、ゲーム依存には幻覚症状が、それほど稀な症状ではないこともわかってきた。『テトリス』のような比較的刺激のマイルドなゲームを二時間やっただけでも、初心者では、四分の三の人が、テトリスの入眠時幻覚を見ることを報告し、熟練者でも、半分程度の人が、同じような入眠時幻覚を見ている。こうした幻覚様のイメージは、覚醒時にも比較的頻繁に見られることが報告されている（Kuss et al., 2012）。繰り返し何度も同じ映像を見ることは、自然状態ではあまりないことであり、そうした異常な刺激を受けると、脳はそのイメージにとらわれてしまうと考えられる。

（7）認知を歪め、ストレスへの非機能的対処を助長

敵意や攻撃性の増大や社会不適応とも関係しているのが、認知の変容である。この場合の認知とは、記憶といった認知機能のことではなく、物事の受け止め方という意味である。認知療法を打ち立てたアメリカの精神科医アーロン・ベックは、人には特有の認知スキーマとよばれる思考パターンが備わっていて、外界の出来事を認知スキーマという〝心の眼鏡〟を通して解釈する、とした。同じ冗談を聞いても、「おもしろい」と思う人もいれば、「自分のことを馬鹿にされた」と受け取る人もいるわけだ。

インターネットやゲームに依存した人では、全か無か、白か黒か、敵か味方かという両極端な受け止め方をする傾向が認められる。これは二分法的認知と呼ばれるもので、気分が不安定になりやすい要因ともなる。

うつ状態が目立たないケースでも、否定的で悲観的な認知が見られやすく、自分に対しても、他者に対しても、世界に対しても、未来に対しても、すべてを否定的にみなしがちだ。二分法的認知と被害的認知は結びつきやすく、自分の思いと反すると、すべてを否定し、どうでもなれという極論に突き進んでしまう傾向も見られる。これは「破局的思考」と呼ばれるもので、ほかに良い点があっても、それは度外視されてしまうのだ。

また被害的認知の傾向も見られ、周囲は自分を攻撃する敵だと受け止めやすい。

実は、これらの認知の歪みは、覚醒剤や麻薬の依存患者でみられやすいものでもある。報酬系とともに、相手の気持ちを汲みとったり、相手の痛みを共有する能力である共感性にかかわる脳の領域が異常をきたすことと関係していると考えられる。

こうした認知の歪みによって、同じストレスでもより苦痛に感じられやすくなる。必要以上に傷ついたり、過剰反応したり、攻撃的になったりすることで、その人を取り巻く状況をさらに悪化せ、ストレスを増やしてしまう。つまり、ストレスに出会ったとき、それを減らし、状況を改善する、より機能的な対処ではなく、問題をこじらせ、自分で墓穴を掘ってしまうような非機能的な対処をしやすくなるのである。

社会的な不適応が起きやすいのも、その大きな要因として、こうした認知の歪みや不適切なストレス・コーピング（対処法）がかかわっていると考えられる。

さらに、インターネット（・ゲーム）依存の人に特徴的な認知として、自分はオフラインの世界では無価値であり、誰からも認めても愛してももらえず、オンラインの世界でしか価値をもたないという思い込みがある。回復を図っていく際には、この点も重要なターゲットとなる。

（8）肥満や視力障害、頭痛、腰痛など身体的な問題

インターネット（・ゲーム）依存には、身体的な問題も随伴しやすい。その一つは、運動不足からくる肥満である。女性の場合には、ネット依存と過食が併存している場合もあり、著しい肥満がみられるケースもある。

しかし、さらに重度のインターネット・ゲーム依存の場合には、やせてくる場合もある。ドーパミンが過剰放出され、食欲が抑えられるためだ。覚醒剤を連用すると痩せるのと同じ原理だ。痩せてくるケースでは、神経過敏や外出困難が強まっていることが多く、いっそう注意が必要である。重度のうつ状態や精神病性の症状がないかにも注意を払う必要がある。

もう一つ頻度の高い問題は、視力の低下や眼科的な合併症である。近くを見続けるため、近

視になりやすいだけでなく、網膜の中心的な領域（黄斑部）ばかりを使い続けてしまうため、その領域の網膜を痛め、もっとも大事な視力である中心視力の低下を招いてしまう危険がある。また、ゲームの場合には、瞬きが減り、目を開け続けてプレイすることが多く、ドライアイや角膜の障害を起こす危険も指摘されている。

ところが、数年前までは、眼科医でも、ゲームは視力には影響しないと公言する人もいて、保護者やユーザーの認識を混乱させてきた。だが、パソコンやスマートフォンなどのブルーライトの問題が取り上げられるようになって、さすがに影響を否定する人はあまりいなくなった。

もう一つ多いのは、頭痛である。長時間使用による眼精疲労だけでなく、筋緊張性頭痛や偏頭痛を悪化させる場合もある。腰痛なども、しばしばみられる。クリックし過ぎによる腱鞘炎や手根管症候群、坐りすぎによる痔疾、光刺激によりてんかん発作が誘発されることもある。また、長時間連続でやり続けると、肺塞栓症などを起こし、命にかかわる場合もある。

第二章　デジタル・ヘロインの奴隷となって

熱中のあまりの悲劇

アメリカのニューメキシコ州に住む主婦が、オンラインゲームに熱中している間に、子どもを死なせてしまうという悲劇が起きた。二十四歳のレベッカ・クリスティは、オンラインゲーム『ワールド　オブ　ウォークラフト』にはまり、一日十数時間も、チャットをしながらゲームに熱中していた。不幸だったのは、彼女にはまだ三歳の娘がいたことで、熱中するあまり、娘は放って置かれていたのだ。娘がぐったりとして意識もないことに気づいた母親は、慌てて救急車を呼んだ。病院に搬送されたものの、救命措置もむなしく死亡した。

娘は極度の栄養不足と脱水状態で餓死したものとみられている。空腹のあまり、キャットフードを齧った形跡もあった。成長盛りであるにもかかわらず、この一年間で体重が七百グラムしか増えていなかった。母親には、第二級殺人と児童虐待の罪が適用され、四年余りにわたる裁判の末、二十五年の刑が言い渡された。一方、父親は空軍に勤務していたが、妻がゲームに熱中し、子どもの世話をしていなかったことに気づいていたことから、児童虐待の罪に問われて有罪となった。

元々加害者である母親は、母性に欠けた女性と言うわけではなかった。娘と写っている写真には、幸福そうな母娘の姿が写っている。娘を可愛がっている姿を、近所の人も目撃している。そのときは、娘もぽっちゃりとして、すくすく育っていた様子がうかがえる。

ゲームへの依存がひどくなった頃から、母親自身もろくに食事もとらずに、深夜三時頃までゲームをやり続けるようになり、最低限の家事や育児さえも怠るようになったのである。子どものことなど眼中になくなるほど熱中させてしまう魔力を、オンラインゲームはもつと言える。

このケースは極端な例だろうが、もっと軽度なレベルの問題は、はるかに多くの人に起きていると言えるだろう。だが、軽微なレベルと放置している間に、知らず知らずその人の能力を低下させ、家族や周囲との間に問題を生じ、人生を行き詰らせていく。

できていたことをできなくし、一番大切にしていたものに対してさえ、投げやりになる。そうした事態を食い止めるためには、まず問題の存在を自覚する必要がある。この章では、インターネット・ゲーム依存の症状を、さらに詳しくみていきながら、依存症の兆候に気づくポイントについて学ぼう。

熱中と依存症を見分ける兆候

どのレベルまでが健全な熱中で、どのレベルからが依存症かということは、単に長時間インターネット・ゲームに時間を費やすというだけでは判定できない。時間は短くても、すでに依存症に陥っている場合もあるし、長くても一時的な熱中という場合もある。

依存症のレベルと判定される、もっとも重要なポイントの一つは、インターネット・ゲームへの依存によって、生活機能や社会的機能が低下し、重大な支障を生じているということである。しかし、それだけでは判定できない場合もある。親が無理やり管理しているが、実際には依存症になっていて、親の管理が行き届かなくなると、一気に悪化するというケースもある。また、生活がすっかり破綻してから気づいても、ある意味遅いとも言える。できればもっと早い段階で依存症の兆候に気づき、予防策を講じていく必要がある。

ではいかなる点に注目すると、単なる熱中と、危険な依存の見分けがつきやすいのか。主にDSM－5の診断基準に沿って、インターネット・ゲーム依存症に特徴的な兆候を見ていきたい。

(1) とらわれ (没頭) ――そのことしか頭にない

最初に取り上げるのは、DSM－5でも一番目に挙げられている「とらわれ」である。そのことだけに頭を占められ、他のことは忘れてしまう。冒頭のケースのように、まるで取りつかれたようにやり続けてしまう。

一過性の熱中でも見られる「とらわれ」が診断基準に採用されたのは、やはり多くのケースで、度を超したとらわれがみられるからだ。重度の依存のケースでは、取りつかれたとしか言いようのない状態がしばしばみられる。寝ても醒めてもそのことしか頭になく、短時間寝る以外は、パソコンにかじりつき、食事もろくにとらずにプレイを続けるというケースも珍しくない。

とらわれは、他の活動への関心低下や、対人関係や、学業、職業生活をおろそかにすることとも不可分である。冒頭のケースの母親も、ゲームへの没頭の結果、子どもへの関心や配慮が犠牲にされてしまった。

とらわれが、単なる熱中と異なるのは、その持続性である。一過性に何かの虜になるということはあっても、何カ月か経てば、ふつうは〝飽き〟が来るということが多いのだが、**依存症レベルのとらわれは、短期間の熱中では終わらない。何カ月どころか、何年にもわたって、そうした没頭が続くことも珍しくない。**

とらわれは、プレイ以外のことを忘れてしまうという表れ方以外にも、現実感覚の変容として表れる場合もある。ゲームの世界に没頭するあまり、まるでその世界の住人になったように感じ、行動するのである。

たとえば、戦闘ゲームに熱中するあまり、ゲームの中で装着し、使用する戦闘服、武器、ヘルメットといったアイテムを取り揃えて、それを着用しながらその雰囲気に浸ってゲームをするマニアもいる。

仮想と現実の境が失われるケースも

とらわれがさらに進むと、仮想と現実の境目が曖昧になる場合がある。そうした事態は、社会的発達が未熟な子どもや、社会から孤立した人に起きやすい。それはときに悲惨な事件にもなる。

一九九一年、アメリカのフロリダ州で、十代の二人の少年が、少女を廃屋に連れ込んでレイプしたうえ殺害し、火をつけて燃やすという事件を起こした。二人の少年は、まったく同じ設定のゲームに熱中していた。ゲーム内の展開をそのまま実行してしまったと考えられる。

一九九九年に、コロラド州で起きたコロンバイン高校銃乱射事件では、二人の少年がのめり込んでいたゲームさながらに獲物を追い詰め、情け容赦なく命を奪っていった。

一九九七年にケンタッキー州のヒース高校で発生した礼拝堂銃乱射事件では、もっと奇妙なことが起きていた。加害者の少年は、その日初めて本物の拳銃を握ったにもかかわらず、発砲した銃弾すべてを被害者に命中させ、しかも、被害者は一発ずつ被弾していた。さらに現場の状況を解析すると、加害者の少年は、同じ位置から一歩も動かずに、銃の方向だけを変えて発砲を続けていた。

軍事専門家の意見では、こうしたことは通常ありえないことで、銃を撃つものは、本能的に反撃を恐れ、とどめを刺そうと複数の銃弾を撃ちこんでしまうか、移動しながら撃とうとするという。実は、この少年が日夜のめり込んでいたゲームでは、同じ位置に立って、ターゲットを狙い、しかも、一つのターゲットに対して一発の銃弾を撃つチャンスしか与えられないという設定になっていたのだ。加害者の少年は、ゲームで学習したことを、忠実に再現し、実行していたことになる。

二〇〇四年には、中国の十三歳の少年が、『ワールド　オブ　ウォークラフト』を三十六時間プレイし続けた後、二十四階の窓から飛び降りて自殺するという事件が起きた。少年の書き残したノートを読んだ両親は、少年はゲームのある場面を再現すれば、ゲームに登場するナイト・エルフに出会えると信じていたと考えている。両親は、中国の代理店を相手取り、訴訟を起こしている。

依存症レベルの人では、現実と仮想が混じり合うような事態は、程度の差はあれ起きていることが多い。ジャンボジェットや戦車の操縦さえ、最初はシミュレーターで訓練する。脳外科や腹腔鏡手術の練習にも、手術手技訓練用のヴァーチャルなシミュレーターが使われる。人間の脳は、仮想で学習したことを現実において実行できるのである。つまり、脳にとって仮想か現実かという区別は、それほど決定的な違いではない。長時間過ごしている仮想の方が、現実のように感じられたとしても不思議はないのだ。

いずれにしろ、**仮想が現実を支配したり、仮想が現実の思考に侵入してくるような場合には、危険な兆候だといえる**だろう。

(2) 離脱症状――程度の差はあれ存在する

インターネット・ゲーム依存では、他の依存症と同様、大部分（ある報告によると、九五・五％）のケースで、離脱症状が出現するとされ、それが止められない理由の一つでもある。やらないとイライラや不安、気分の落ち込み、攻撃的な言動などが誘発されるのだ。ときには、次のケースのように、精神病のような激しい離脱症状（離脱性精神病状態）が出現することもある。

二十五歳の男性が、ナイフで父親に襲い掛かり、言動がおかしいことから、救急車で精神科に搬送された。診察した医師は精神病ではないかと疑ったが、念のため、何か変わったことはなかったかと、家族に事情を訊ねると、意外な事実が判明した。

五日ほど前、長年はまっていたオンラインゲームを突然止めたと言うのだ。男性は、高校生の頃から一日数時間オンラインゲームをするようになったが、二年前に、多人数で参加するタイプのオンラインゲームを始めてからは、毎日八時間から十二時間もゲームをやり続けていた。食事や睡眠もとらず、家族の誰とも話もせず、ぶっ続けでやることも多かった。両親からも説得され、また自分でも止めようと決心してのことだった。

ゲーム断ちして、一切やらないことにしたものの、男性は、その直後から強い不安やイライラを感じるようになった。ゲーム以外のことをしようとしても、まったく集中できず、その夜は眠ることもできなかった。

翌日、男性はもっと激しいイライラを覚えるようになり、かと思うと、無気力に感じたりした。そのうち、テレビを見ていた男性は、変なことを言い出した。テレビ番組から電磁波が送られてきて、彼をインポにしようとしているというのだ。その考えに、ひどく不安になった男性は、自分がインポだと思い込むようになった。パソコンや他の電気製品につながっている電気コードを全部引っこ抜いたが、それでも落ち着かず、自分がインポになってしまったと考えてじっとしていられず、そこらじゅうを歩き回った。

男性は妹にセックスをさせてくれとせがみ、父親が止めに入ると、自分の要求に従うべきだと言い募った。翌日、ドアの陰に隠れていた男性は、突如父親にナイフを振りかざして襲い掛かった。ケガを負わせるだけで済んだものの、急遽精神科に搬送される事態となったのだ。

診察中も、男性は興奮状態で、医師に電磁波でインポにさせられているという妄想を訴え、衣服を脱ぎ捨てて、ダメになったペニスを「証拠」として見せた。その後の聞き取りでも、男性に精神病の遺伝負因はなく、またインターネット・ゲームに依存して、睡眠リズムが乱れていたことや社会的機能が低下し定職にも就かなくなっていたこと以外には、特に精神的な症状は認められなかった。

非定型抗精神病薬（クエチアピン800㎎）を投与され、五日後にようやく男性は落ち着き、幻覚妄想状態を脱して正常な現実認識を取り戻した。回復した男性は、次第に自分の身に起きたことを順序立てて語れるようになった。それによると、ゲームを止めた直後からイライラや不安が強まっていたが、ほどなくして複数の男女の声（ゲームのキャラクターの声）で幻聴が聞こえるようになったという。そして、自分が性的に不能だという考えに圧倒されるようになったという。入院から一週間後に、男性の精神症状は消褪し、二週間後に男性は退院した。

この症例を報告した医師によると、性的不能にさせられるという妄想や父親をナイフで襲うという行動は、ゲームの中の設定と酷似しており、ゲームからの影響が考えられるという。

男性はそれまでも何度かゲーム時間を減らそうとしたが無駄だった。男性は、ゲームが充実感や自尊心を与えてくれ、まるで「自分が神のような」気分を味わえると表現した。現実の世界の人たちと話したり顔を合わせたりするよりも、ゲームをすることはすばらしいと語った。男性は、退院後から、少なくともこの症例報告が執筆された時点までの半年間は、ネットゲームをやっていないという。睡眠をよくとるため、少量のクエチアピンを継続しているが、現在、アルバイトで就労している。精神病症状は、その後まったく現われていない。

このケース以外にも、インターネット・ゲームを止めてから三十六時間以内に、被害妄想や奇妙な妄想を生じた十五歳の少年のケースも報告されている。

重度のインターネット・ゲーム依存では、急激な中断によって薬物やアルコール依存に見られるような激しい離脱症状が出現する危険があると言える。筆者自身も、少年院に入れられたためにゲームができなくなり、精神病症状を来したケースを一例経験したことがある。いずれも社会的機能が低下するほどの過剰な使用期間があり、突然使用を中断した直後に激しい焦燥感が現れ、その後幻覚妄想を生じている。

こうした精神病症状を伴う激しい離脱症状を示すケースは、幸いなことに稀である。多くは、気分の落ち込みや意欲の低下、不安、不機嫌やイライラ、家族への攻撃などの形で表れる。大抵は、それが離脱症状だとは気づかず、ただ不快な気分や不安から逃れるために、無意識的にゲームを再開してしまうので離脱症状も消えてしまう。それによって、本人は、ゲームが厭なことを忘れさせてくれると感じ、いっそうゲームが救いであり、それなしでは暮らせないと感じる。離脱症状の不快な体験と、ゲームをすることでそれを解消する経験が、さらに依存を強めることになる。この点は、薬物依存とよく似ている。

単なる熱中か依存症かを見分ける上で、離脱症状があるかということが重要なポイントになる。一定期間、やらないでも平気でいられるかどうかを、振り返ってみることだ。

依存症では、やらないでいることが、イライラして落ち着かないとか気持ちが沈むといった不快さを生じる。時には、これまでみられなかったような暴言や暴力を誘発する場合もある。やれない環境や状態を、無意識のうちに避けようとすることも多い。

(3) 耐性——だんだんと時間が増えていく

もう一つは、耐性と呼ばれる現象だ。耐性が生じると、同じだけの満足を得るのに、もっと長時間ゲームをしないといけなくなる。もっと過激なものを求める場合もある。耐性が生じるのは、ドーパミンの大量放出が続くうちに、受容体がダウンレギュレーションを起こして、その数自体を減らしてしまうことによる。それは、神経細胞が消耗して死んでしまうのを防ぐための防御反応でもある。

ところが、ドーパミン受容体が減ると、以前と同じくらいプレイしたのでは同じ満足が得られなくなる。それで、もっとドーパミンを出して、同じ興奮を得ようとする。そのために、より長時間プレイするか、もっと過激な内容のものを求める。しかし、そうすることで、ますます耐性が高まっていき、もっと長時間、もっと過激なものでないと満足できなくなる。

早くから始めた子どもほど、重度な依存に陥りやすいのは、一つには、長い時間をかけて耐性が強められてしまうためだ。段々と量も質もエスカレートし、中学、高校、大学と進む頃には、立派な依存症が出来あがってしまう。

ドーパミン受容体がダウンレギュレーションを起こすことによる影響は、単に依存症が進行するだけに留まらない。先にも述べたように、ドーパミン受容体は、意欲や注意力にかかわる。ダウンレギュレーションを起こすと、日常的な刺激では反応が鈍り、無気力や注意力の低下をきたすことになる。さらにその状態が続くと、神経細胞は死んでしまい、その領域の機能低下や萎縮を起こす。先の章で見た注意力低下、うつ状態といったゲーム依存の後遺症は、ドーパミン受容体のダウンレギュレーションや神経細胞の壊死によるものなのである。

段々時間が長くなる、何時間やっても満足せず、やりつづけようとするという場合には、耐性が進んでいると考えられ、注意が必要だ。

（4）コントロール困難——やめようと思ってもやめられない

死ぬまでやり続けてしまう

あるソフトウェア会社の役員は、『ワールド　オブ　ウォークラフト』にはまり、激務にもかかわらず、毎日五時間以上ゲームをしていたが、正月の休暇には、一日十八時間もゲームをやり続けてしまった。朝になっても夫がベッドに来ていないことに気づいた妻が様子を見に夫の部屋をのぞいてみると、夫は机の前にすわったまま亡くなっていた。前のモニター画面では、ゲームが続いていたままだったという。

検死の結果、死因は肺梗塞で、脚にできた血栓が肺動脈に飛んで、血管をふさいでしまったのだ。肺梗塞は、エコノミークラス症候群とも言われ、長時間同じ姿勢で座り続けると起きやすいものである。水分も取らず、十八時間も同じ姿勢でゲームを続けたことが、命を奪う原因になったと考えられる。

韓国でも、二十八歳の青年が、ほとんどろくに食事もせずに五十時間ゲームをし続けた挙げ句、意識を失って倒れ、病院に運ばれたものの死亡するという事例が報告されている。死因は疲労困憊による心不全とされている。その青年は、ゲームに熱中するあまり仕事でポカをやり、勤めていた会社を解雇されたばかりであった。

覚醒剤中毒と同じく、ゲーム依存症でも、ゲームに熱中しているとき大量に放出されるドーパミンによって食欲や眠気が抑えられてしまう。食事も睡眠も忘れて熱中するということが起きやすい。

オンラインゲームの主流であるＭＭＯＲＰＧ（不特定多数のプレイヤーが同時に参加できるオンラインのロールプレイング・ゲーム）となると、チームを組んで戦闘や作戦を行うため、一つの攻撃や戦闘が終了するまでは、抜けたくても抜けられないという状況に置かれる。かつての大学生がのめり込んだ麻雀でも、四人でプレイするため、やめるにやめられず、結局徹マンになるという状況が多かったが、あれと似たことが、オンラインゲームでも生じるわけだ。ある女性のゲーマーは、腎結石の発作で激痛に見舞われているのに、攻撃が一段落する一時間の間プレイを続け、ゲームが終わってから病院に向かったという。

「ほどよく」ができない

依存症の特徴の一つは、ほどほどに楽しむことができなくなる、ということだ。アルコール依存症の人は、適度に酒を嗜（たしな）むことができない。過食症の人は、食事を味わうと言うよりも、がつがつと食べ続けてしまう。ギャンブル依存症の人は、五千円負けたらやめようと思っていても、結局有り金を使い果たすまで続けてしまう。

インターネット・ゲーム依存の場合も、同じだ。少しだけと思ってやり出したら最後、予定時間を過ぎても止めることができない。結局、何らかの強制力が働くまでやり続けてしまう。万一、そうした外的な強制力が働かない環境に置かれると、完全に歯止めを失ってしまい、ずっとやり続けることになる。依存症にまで至った状態では、一旦やり始めると自分で自分に歯止めをかけることができない。

ゲーム機やパソコンを自室で使えるようにしたときや、夏休みや冬休みといった長期の休暇、親元を離れて初めて一人暮らしを始めたときなどが、一気にゲーム依存が進行するきっかけとなるのは、そのためだ。

ほどよくできないことに対して自覚が乏しいのも、依存症の人の大きな特徴だ。「止めようと思えばいつでも止められる」「やりたいからやっているだけだ」「少し減らせばいいことだ」と自分に対しても周囲に対しても言い訳するのだが、実際には、減らすことができない。コントロールが困難なのである。

自分で時間管理ができず、休みの日などになると一日やってしまうという場合には、要注意だと言える。

（5）他の活動への関心低下

危険な依存の段階になると、以前は関心や意欲を注いでいたことにも興味ややる気を失い、ゲームやスマホに時間を費やすことが優先されるようになる。かつては大切にしていたことも、おろそかになる。どうでもいい、と投げやりになることも珍しくない。

その子、その人の中に備わっていた価値観が変質してしまうのである。何を手に入れたいと願望し、何を求めようとするか、何を得ることに喜びを感じるかという部分が変わってしまうのだ。前章でも述べたように、この部分を司るのが脳内の報酬系という仕組みである。依存症に陥った人では、この報酬系が異常を来し、これまで大切にしていたことがどうでもよくなり、依存の対象にしか興味や意欲が湧かなくなってしまう。

以前と興味や関心が変わってきたと感じたり、価値観が変わってきたという場合には、要注意である。

依存の対象が何であれ、依存症の状態に陥ると、それまで、とてもきちんとしていたような人も、だらしなくなる。その人をその人たらしめていた価値観が徐々に崩れ出すのだ。時間が経つうちに、見る影もない状態になる。それは報酬系が変容し、何に価値を置くかという部分がすっかり変わってしまうからだ。報酬系はやってはいけないことにブレーキをかける一方で、やらなければいけないこと、やればご褒美が得られることに対してモチベーションを高め、意欲というアクセルを踏む。報酬系の崩壊は、ブレーキもアクセルも壊れた、無気力な一方で、目先の欲望にコントロールの利かない状態を作り出してしまう。
どことなくだらしなくなったとか、行動にメリハリがなくなったというときにも、要注意だ。

(6)「結果のフィードバック」の消失──危険な徴候にも無反応

スマホを買った、オンラインゲームを始めた、一人暮らしを始めた、といったことがきっかけで、一時的な過剰使用が起こることは非常に多い。楽しみのための使用が度を越して、しなければならないことも後回しになりがちな状況が出現する。その結果、生活や学業、職業に何かと支障が出てくる。依存症に進んでいくかどうかは、この段階に分岐点がある。

現実の課題に支障が生じ、パフォーマンスや周囲の評価が厳しいものとなってきたとき、目の前の事態に危機感を感じ、自分の状況を変えようとするか、それとも、その嫌な現実から逃避しようとして、その行為にさらにのめり込んでいくかが、分かれ目なのである。

たとえ一時的にはまっても、自分の現状を振り返り、こんなことに時間を無駄にしている場合ではないと思い返し、そこでブレーキを掛けることができれば、依存的な使用に陥ることはない。

ところが、**依存的な使用に陥る人は、過剰使用によって現実の課題が疎かになり、支障が生じているのに、現実の問題に向き合って何とかしようとするよりも、さらに使用が増えてしま**

うのである。そういう場合には、赤信号である。

フィードバックシステムの欠陥

インターネット・ゲーム依存の人では意思決定に欠陥がみられ、フィードバックシステムがうまく働かないことが指摘されている。つまり、ゲームをすることで不利が生じても、それに対してブレーキがまったくかからず、ゲームをやり続けてしまう。

たとえば、サイコロ・ゲーム課題と呼ばれるギャンブル依存症の検査がある。これは、モニター画面上でサイコロ賭博を模擬的に行ってもらう検査だが、賭け方を自分で選べる点がミソだ。つまり、一つの目にだけ賭けてもいいし、二つ、三つ、四つの目に賭けてもいい。もちろん当たった時の倍率は、少ない数の目に賭けた方が大きい。たとえば、一つの目にだけ賭けた場合、当たると、千ドルの儲けになる。ただし、外れると千ドルの損になる。二つの目に賭けた場合は、当たると五百ドルの儲け、外れると五百ドルの損、三つの目に賭けた場合は、当たると二百ドルの儲け、外れると二百ドルの損、四つの目に賭けた場合は、当たると百ドルの儲け、外れると百ドルの損となる。

実際にやってみれば、すぐにわかることだが、大きなリターンを求めるほど、損が膨らむことになる。逆に四つの目に賭ける方法だと、たまに損をするが、次第に儲けが膨らんでいく。

数学的な期待値を計算すれば、その違いは明らかだ。

一つの目を選ぶ方法は、（＋１０００ドル）×１／６＋（−１０００ドル）×５／６＝−６６６・６…ドルとなるのに対して、四つの目を選ぶ方法は、（＋１００ドル）×４／６＋（−１００ドル）×２／６＝＋３３・３…と期待値がプラスになる。

つまり、一つの目を選ぶハイリスク・ハイリターンな方法に賭けると、やればやるほど大損するが、四つの目を選ぶローリスク・ローリターンな方法を選ぶと、一回の儲けは少ないものの、やればやるほど儲けが膨らむ。賭ける回数が増えるほど、その差は歴然としてくる。

この検査では、十八回賭けてもらい、その成績をみるという方法がとられるが、前者の方法だと、十八回賭けると、平均でおよそ一万二千ドルの損が出てしまう。後者の方法だと、平均で六百ドルの儲けが出る。

差はあまりにもはっきりしているのに、ギャンブル依存症の人では、極めて不利なハイリスク・ハイリターンな賭けの方を選ぼうとする。パチンコや競馬でひと稼ぎしようとするのは、分は悪いが大もうけできるハイリスク・ハイリターンな賭けをすることに等しいだろう。一方、そのお金を積立預金することは、ローリスク・ローリターンな選択の極みと言えるだろう。分が悪いとわかっていても、儲けられるような気がしてお金をつぎ込み続けてしまう見通しの誤りには、報酬予測の障害という意思決定能力の欠陥がかかわっている。

そうした欠陥がない人からすると、ギャンブルにはまっている人の行為は、みすみす損をするとわかっていることを繰り返しているとしか見えない。だが、ギャンブル依存の人は、そうした判断ができないのである。それは、単なる性格というよりも脳の機能的な障害による。

ところが、インターネット・ゲーム依存症の人でも、同じ傾向がみられるのだ（Pawlikowski & Brand, 2011）。みすみす損をするハイリスク・ハイリターンな賭けの方を選んでしまう。

しかも、インターネット・ゲーム依存の人と、時折ゲームを楽しむ人で比べると、もう一つ特徴的な違いがみられる。時折ゲームを楽しむ人たちでは、毎回の賭けの結果を知らせると、次第に安全な賭け方をするようになるが、ネットゲーム依存の人では、賭けの結果を知らせるか知らせないかに関係なく、ハイリスク・ハイリターンな賭け方を選び続ける（Yao et al., 2014）。つまり損をして深みにはまっても、同じことを繰り返そうとする。軌道修正が利かないのだ。

損をする→このまま続けてはダメだ→賭け金を減らそう（プレイ時間を減らそう）というフィードバックがかからない。その仕組みが壊れていると考えられるのである。

（7）使用についての欺瞞行為

オンラインゲームでは、通常、プレイの中心時間帯が、夜十時頃から深夜、未明にわたるため、家族も把握が難しい。プレイに専念できるように、家族が先に寝てくれるのを待っていることも多い。プレイ時間は、明け方に及ぶこともしばしばだが、正直に申告すると制限を加えられる恐れがあるので、短めの時間を答えることが多い。それまではあまりウソを吐いたことのないような子も、誤魔化すためにウソを吐くようになる。**プレイ時間をごまかす欺瞞行為は、依存が本格化している兆候の一つだと言える。**

それとともに、犯罪行為やそれに類似した行動がみられるようになるのも、依存症の特徴である。ゲームソフトや課金する金が欲しさに、親の財布から金を盗むようになることはしばしばである。クレジットカード番号を悪用したり、他人のアカウントを悪用するといった犯罪行為を、出来心でやってしまう場合もある。危険への認識が麻痺してしまい、危うい行動に走ってしまうのも、それだけ渇望が強いということにもよるが、善悪の判断や意思決定能力にほころびが生じていることにもよると考えられる。

(8) 逃避的使用

インターネット・ゲーム依存のもう一つの特徴は、ゲームをする動機として、楽しみのためという前向きな理由よりも、不安や嫌なことから逃れるため、ヒマ潰しのためといった後ろ向きな理由が多いことである。現実の厭なことを忘れたり、気分を変えるために使用するという場合にも、病的な兆候が生じていると考えられる。ヒマ潰しの使用は、害がないように思われがちだが、依存の入口になりやすいので気をつけたい。

また、**本来現実の生活で満たすべき欲求、すなわち、人とのつながりを求めるといった社会的欲求や、達成感や自己効力感を味わうという自己実現の欲求を、オンラインの世界に求めようとすることも、代償的な逃避が起きていると考えられ、危険な依存の兆候である。**

ＤＳＭ－５では、この「逃避的使用」が、依存症の診断基準の一項に加えられた。それだけ、この点を重視したと言うことだ。

行為の依存の三つの段階

行為への依存を、行為を行う動機から分類すると、そこには三つの段階がある。たとえば、買物という行為を例に取ってみよう。第一の段階は、必要なものを買う買物である。必要のための買い物にとどまっている限り、それが依存につながることはない。

第二の段階は、楽しみのための買い物である。この段階では、単に必要を満たすだけでなく、買うという行為のプロセス自体を楽しんでいる。「買物は楽しい」という段階である。

商品を見て回ることを楽しみ、結局何も買わない場合もある。逆に、楽しみの買い物をしているうちに、欲望を刺激され、買わなくてもいいものを買いたくなる場合もあるだろう。次第に買物自体が目的化する方向に進んでいく危険もひそんでいる。買物依存のリスクが潜在する段階だと言えるだろう。

そして、第三の段階は、逃避のための買物である。つまり、不快な気分や退屈から逃れるために、買い物をする場合だ。この場合、買い物に伴う昂揚感を味わうために、よく品定めもせずに、手あたりしだいに買おうとする。この段階になると、「買物をしないと生きている気がしない」「買物なしではいられない」と感じられるようになる。

逃避のための買い物では、買うという行為自体が目的化し、行為自体への依存が強まる。買うことによって必要を満たす満足感があるわけでも、ゆったりとその行為を楽しめるわけでもなく、ただ、買うために買うという切迫した状態に陥っていく。

インターネット依存やケータイ、スマホ依存の場合にも、同じことが言える。第一の段階は、必要のための使用である。連絡をとったり、調べ物をしたり、必要なときに使うという段階だ。これは、本来の目的での使用だと言えるだろう。この枠組みを守っている限り、依存的使用に陥ることはない。

第二の段階は、楽しみのための使用である。この段階は、明確な目的をもたずにネットサーフィンしたり、ゲームを楽しんだり、メールをチェックしたりする段階だ。しなくてもいいことだが、好奇心を満たしたり、娯楽として使用したりする。この段階では、「ケータイやスマホは楽しい」と感じられている。まだこの段階では、そのプロセスを楽しむことが目的であり、行為自体への依存には至っていない。ただ、必要とは無関係にネットやケータイやスマホに触るという意味で、過剰使用に陥り、さらにその行為自体が目的化する危険もひそんでいる。

そして、第三の段階は、逃避のための使用である。つまり、嫌な気分や手持無沙汰から逃れるために、ネット、ケータイ、スマホを使用する場合だ。その場合、何か目的がある訳でも、特別に楽しいわけでもないが、とりあえず使用することで気がまぎれると感じる。必要を満たすわけでも、楽しみが得られるわけでもないが、しないと落ち着かないという状態だ。この段階では、「なしではやっていけない」「ない生活は考えられない」という心境になる。使用すること自体が目的化し、暇さえあれば手に取ってしまう。ヒマ潰しにやっているだけで、本人は、何か他のことを犠牲にしているわけではないと思っているが、客観的に見ると、何時間も画面を見て過ごしているわけで、それだけの時間を奪われる分、他のことにしわ寄せが来ざるを得ない。

依存症の進行を考える場合、楽しみのための使用という辺りから、その危険が潜在し始め、現実の厭なことや不満が高まってくると、逃避のための使用に移行し、急速に病的な色彩を帯び、ついには依存症に陥る。**「ケータイやスマホは楽しい」と感じているレベルから、「ケータイやスマホが手放せない」「していないと落ち着かない」というレベルに変わったとき、使用**

の質的な変化が起き、依存が始まったと考えてよいだろう。

(9) 現実の課題や家族よりも優先

もう一つの重要な徴候は、現実の課題とゲームやネットの世界の優先順位が逆転することである。家族や友達といった現実の人間関係よりも、オンラインゲームやメールだけでやり取りしている人との関係が優先されるようになる。学校や仕事の準備に時間を使うことは後回しになり、ゲームやネットに時間の大半を使ってしまう。

その結果必発なのは、その行為をめぐって、家族や関係者と葛藤が強まることである。それまでみられなかったような暴言や暴力沙汰に発展することも珍しくない。友人関係が希薄になり、恋人や配偶者との関係もぎくしゃくしやすくなる。学校や職場で問題が生じ、パフォーマンスの低下や評価の悪化を招く。子育てや家事が疎かにされる場合もある。

こうした逆転が起きるのは、得られる報酬の逆転が起きるためである。現実の対人関係がおもしろくなくなり、ゲームやネットの仲間の方が心地よく感じられる。現実の課題では、誰も褒めてくれず、場合によってはひどい評価しかもらえないのに、ゲームやネットでは、「いいね!」と常に肯定的な評価や、共感、賞賛などが得られる。

ゲームやネットで得られる満足が、現実生活で得られる満足よりもずっと大きくなったとき、ゲームやネットへの欲求はより切実になり、依存のリスクも大きくなる。**日々の活動よりずっと楽しいと感じたり、ゲームやネットの中の方が、より大きな達成感や賞賛を得られたり、ゲームやネット仲間の方が、現実の友達より大切だと感じ、優先するようになったりすると、危険な兆候だと言える。**

MMORPGに依存したプレイヤーでは、そうした逆転が起きやすい。MMORPGのユーザーと、それ以外のゲームのユーザーで比べた研究（Cole & Griffiths, 2007）によると、MMORPGのユーザーは、現実の友達よりもゲーム仲間と過ごす方を好み、その方が、満足が得られる傾向があった。MMORPGに限らず、他のタイプのゲームも、フェイスブックのようなSNS、ブログやメールに依存する場合にも、同じことが起きやすい。

それによって現実の課題が疎かになったとき、そうした状態に対して、自己嫌悪を感じたり、ジレンマに陥ったりする。それで、生活を修正しようとするかどうかが、重要な分れ目だ。依存が深まっている場合には、フィードバックが失われ、それでもなお、ゲームやネットの世界の方を優先してしまう。逆転を元に戻すことができない。

ゲーマー・ウィドウ

ゲーマー・ウィドウ・コム（gamerwidow.com）というウェブサイトがある。インターネット・ゲーム依存で配偶者や家族を失った〝遺族〟のウェブサイトである。もちろん、本当に亡くなってしまったのではなく、心理的に失ってしまったという意味である。夫や妻がゲーム依存になり、別人のように変わり果て、家庭生活にも関心も意欲も失ってしまい、途方に暮れている人が多数いるのである。別居や離婚に至るケースも少なくない。また、中には、うつ状態などに陥った末に自殺したり、先ほどの例のように突然死して、本物のウィドウ（やもめ）になったというケースもある。ゲーマー・ウィドウになるのは、決して若い夫婦のケースばかりではなく、中高年にも増えている。女性だけでなく、男性も多い。

このサイトに新しく入会した方の紹介文から、一つのケースを引用しよう。

「私の妻は二〇〇七年の十二月頃から、WOW（ワールド　オブ　ウォークラフト）を始めました。三十八回目の結婚記念日の二週間前、妻が私の部屋にやって来て、出ていくと告げたのです。妻は『何か違ったもの』を見つけ出したいというのです。その何か違ったものが、WOWだったのです。妻は、一日十二時間から十八時間ゲームをし、それ以外のことは一切やらなくなりました。妻は電話に出ようともせず、eメールに返事をしようともしません。妻は完全にゲームにはまってしまっています。妻は成人している息子と暮していますが、息子が言うには、滅多に家から外出することもなく、外に出るのは、食料品の買い出しだけだそうです。自活するために仕事を見つけるという話だったのに、二カ月経っても、妻は一度も仕事に応募していません。私の人生はゲームに破壊されました。どうやって進んでいけばいいのか、まったくわかりません」

パートナーがゲーム依存症になったとき、もう片方のパートナーは、一人孤独に取り残されてしまう。夫婦関係や家庭生活の破綻に至るケースも少なくない。

イギリスでは、離婚の一五％が配偶者の「不可解な行動」を離婚事由としているが、この「不可解な行動」の多くが、インターネット・ゲーム依存によるものと推定される。インターネット・ゲーム依存は、結婚生活の維持にとって、極めて大きな脅威となっている。

仮想と現実の逆転

仮想と現実の逆転が、現実の家族と仮想の家族との間で起きてしまうこともある。

ゲーム『セカンドライフ』は、オンラインゲームというよりも、メタバース（仮想宇宙）と呼ばれるタイプのゲームである。アカウントをもつ参加者は三千六百万人に上り、百万人が、今も実際にゲームに参加していると推定されている。

そこでは、この世界と同じように人々が暮らしている。ビジネスをし、結婚やセックスもする。不動産やさまざまな権利が売買される。支払われるお金は仮想通貨だが現実のドルと交換可能で、投資目的に、不動産を大量に購入する人もいて、バブルが起きるほどだ。

『セカンドライフ』にのめりこんだ人の中には、そこでの理想の関係こそが重要に思えて、現実の関係を疎ましく思い、ないがしろにする人もいる。中には、現実のパートナーと別れて、ゲームの中のパートナーと暮すことを夢見るようになる人もいる。そこまで心が離れてしまい、妻や夫としての役割も怠るようになると、当然結婚生活自体が危機に瀕することになる。

ことここに至ってようやく我に返り、以前の自分を取り戻そうとする人もいるが、もはや元に戻ることは考えられず、そのまま別居や離婚に至ってしまう人もいる。

依存が進んでくると、仮想と現実の逆転が起きてくる。心の中の順位が、仮想と現実で入れ替わった時、危険領域に踏み込んだと言える。

誰にでも潜むネグレクトの危険

子育ても脅威にさらされる。この章の冒頭に紹介したケースのように、インターネット・ゲームに熱中するあまり、子どもへの関心や世話が不足し、重大な事態を招くケースもみられる。

二〇一〇年三月には、韓国の夫婦が生後三カ月の娘を自宅に残して、インターネット・カフェに出かけた。一晩中ゲームをして翌朝帰ってみると、娘は亡くなっていた。死因は栄養失調とされているが、低栄養や脱水状態が慢性化していたものと思われる。

パチンコに熱中するあまり、乳幼児を車に置き去りにし、死亡させるという事件が相次いだことがある。そうした悲劇を教訓に、小さな子ども連れの客がパチンコ店を利用することには規制が設けられるようになった。しかし、自宅でプレイできるオンラインゲームには、何の歯止めも利かない。事件となって表面化するケースはごく一部であり、水面下では、死亡に至らないまでも、インターネット（・ゲーム）依存によってさまざまなレベルのネグレクトが起きていると推測される。ネグレクトや家族に対する無関心は、家庭の崩壊を引き起こす要因となっている。

これまで、母親がアルコール依存症や覚醒剤依存症、ギャンブル依存症だった場合に、深刻なネグレクトが起きる危険があることが知られていたが、インターネット（・ゲーム）依存でも、その危険は小さくないと考えられる。

死亡にまで至らなくても、小さなネグレクトは慢性的に起きている。**スマホ依存の母親は、授乳や子どもの世話をしながらも、スマホをいじっているということが少なくない。そうした状況が日常的に続くと、それは立派なネグレクトであり、子どもは将来、関心不足によるさまざまな問題を呈しやすくなる。**

「共犯者」をほしがる心理

家族への影響は、パートナーや子どもに無関心になるという形で出やすいが、別の形で出ることもある。それは、家族を巻き込むというものだ。

依存症の患者は、周囲の人を誘い込もうとすることが知られている。自分一人だけが耽溺状態に陥るのは不安で後ろめたいため、「共犯者」を作ろうとするのだ。薬物依存や覚醒剤依存では、依存症患者が、無知な相手に自分が依存しているものを勧めたり与えたりすることが、しばしば見られる。アルコール依存症の親が、年端もいかない子どもに酒を飲ませたり、覚醒剤依存症の母親が、小学生の子どもに覚醒剤を打ったりする例もある。

ゲーム依存でも、ときにそうしたケースがある。配偶者や子どもにその楽しさを教えて、相棒や弟子にしようとする。教えてもらった方の配偶者や子どもが、本人よりも重度の依存になってしまう例もある。わざわざ共連れにしようとしなくても、**子どもの場合、同じ家にゲーム、ネットを使用する年長者がいただけで依存しやすい傾向がみられる。**自分で判断する力をもたないうちから早く触れてしまうことで、嗜癖ができやすいのだ。

(10) 再発と後遺症

診断基準には含まれないが、依存症の段階で特徴的に認められる症状として重要なのは、再発と後遺症（随伴する慢性症状）である。

一旦、依存症になると、完全に治ることはない、と考えられている。一旦、依存症の状態にまで至ってしまうと、完全に元の状態にもどることはないということだ。できてしまった抜け道は、塞ぐことができない。それは、その人の脳に生涯残ってしまう。できるのは、その行動や物質から離れることだけだ。

一旦縁が切れていても、抜け道ができてしまっているので、またその行動や物質に触れ始めると、あっという間に依存状態に戻ってしまう。これを履歴（りれき）現象と呼び、脳には、一度強い快感を覚えた行動の履歴が生涯刻まれていると考えられている。

つまり、依存症は、再発を繰り返す疾患なのである。一旦止めたとしても、再び同じような熱中状態に容易に陥ってしまう。しばしば自分は止められたので依存症ではないと思う人がいるが、止められたからといって依存症でないという証明にはならない。一旦依存が形成されてしまうと、しばらくやめていても、再発を繰り返すことが通常である。逆に言えば、再発することが、依存を裏付ける。

もう一つ依存の段階に特徴的な症状としては、機能低下が遷延することである。注意力や遂行機能の低下などの認知機能障害と、意欲低下や遷延する無気力、うつ、社会的能力の低下、ひきこもりといった陰性症状に大きく分けて考えられるだろう。背景には、脳の機能レベルの低下や萎縮、神経線維の統合性低下といった構造的変性があると考えられる。

依存のプロセス――坂道を転げ落ちるがごとく

以上述べてきたことの整理もかねて、実際に依存が進んでいくプロセスをたどってみよう。依存症が恐ろしいのは、そこに陥るまで、その恐ろしさに気づきにくいということだ。**はじめは、なだらかに、ゆっくりと進む。危険など感じない。その気になれば、いつでも立ち止まれると思う。むしろ良いことずくめに思える。**

これまでに味わったことのない体験が、いとも簡単に手に入る。必要を満たしてくれ、楽しさを与えてくれる。しかも、嫌なことを忘れさせてくれる。そんな三拍子がそろった楽しみがこれまであっただろうか。楽しんで、嫌なことから解放されるだけでなく、役にも立つのだ。

誰もがしているという安心感や数々のメリットに、警戒心を抱く人はごく一握りだ。多くの人は、我先にと手に入れようとする。いさんでその敷居をまたいでしまう。またぐのを手伝ってやる親もいる。まさかそれで、その子の人生を棒に振ることになるとは想像もせずに。

最初のうちは、あまり問題も起きない。子どもに与える場合も、約束した使用のルールを守り、歯止めがかかっているように見える。その利便性や有益性のほうに目を奪われ、新たな価値を手に入れたような気になる。子どもの喜ぶ顔を見たり、感謝の言葉を聞くと、買ってやってよかったと思う。

だが、何カ月、何年と経つうちに、様相が少しずつ変わってくる。オンラインゲームやスマホのような依存性の強いものを始めたときには、一カ月も経たないうちに危険な兆候が現れ始める場合もある。坂は、徐々に勾配を増しながら下っていく。

まず最初の兆候として表れやすいのは、睡眠時間の乱れである。深夜までやり続けて、朝が起きられなくなる。翌日学校や仕事があるとわかっているのに止められない。ついやり続けてしまう。長い休みなどがあったりすると、それをきっかけに昼夜逆転に陥る。

次にみられやすい兆候は、家族や友人と出かけたり遊んだりしたがらなくなることだ。渋々出かける場合も、ゲーム機やスマホが手放せない。せっかく遊びに出かけたのに、家族との関わりは二の次ということも多い。

さらに進んでくると、週末のレジャーや家族旅行に付き合うのを嫌がるようになる。特にパソコンでのオンラインゲームに依存している場合には、その傾向が顕著だ。持ち運びが難しい。仮に滞在先でもプレイできたとしても、家族の前では気楽にできない。そうした計算が働いて、行きたがらなくなる。

また、やらないといけないとわかっている現実の課題を怠ったり、他の楽しみに以前のような興味を示さなくなる。健全なレベルの熱中の場合には、一時的に長時間使用することがあっても、現実の楽しみや新たにするべきことが現れると、関心がそちらに移り、使用が落ち着く。ところが、病的な依存が始まっている場合には、現実の楽しみややるべきことが差し迫っているのに、それを後回しにしてしまうようになる。他の楽しみや気晴らしにも関心があるかも大事だ。依存がひどくなると、そのことしか考えられなくなるからだ。

この段階までで気がついて、よく話し合い、一定の歯止めをかけることができれば、後に続いて起きる決定的な現実生活の破綻を防ぐこともできるのだが、そこまで深刻な事態とは思わず、対応が後手に回ってしまうことも多い。止めようとしても、止まらないことも多い。なぜなら、もうここまで来ると、坂は吸い込まれるような急坂となっているからだ。今まで許してきたこともあり、今さら歯止めをかけることは、容易ではない。

そして、いよいよ現実生活が破綻する状況に至る。学校や仕事に行かなくなる、友達づきあいをしなくなり、家にこもりっぱなしになる。当然、家族との摩擦や衝突が増えるが、これまで比較的おとなしく従順だった子も、別人のように反抗的になったり攻撃的になったりする、というのが特徴だ。この段階にまで来ると、現実に対する焦りはあるものの、ネットやゲームへの依存をコントロールすることができず、やり続けてしまう。家族の目を避けて、深夜を中心にやるようになるので、ますます生活リズムは崩壊し、現実の課題は滞ってしまう。さらには、留年の危機や進学、就職といった目の前の課題に対しても、考えるのを避けるようになり、無理に現実の話をしようとすると、イライラや暴力を爆発させるようになる。この状態に至ると、完全な依存症の状態だと言える。

やっていても楽しむというよりも、うまくいかないことに苛立ち、不機嫌になることが増え、にもかかわらず使用を止めることができない。**楽しみのためにやるというよりも、やらないと落ち着かないのでやり続けるという状態になる。表情は暗く、うつむきがちで、顔を合わさなくなり、口数は減って、笑顔が消える。些細なことから暴言を吐き散らすようになる。**

あるラインを境に、熱中から依存症に移行すると、決定的な変化が起きる。不可逆的とも言える変容が起きるのだ。だが、その状況に至っても、本人も周囲も何が起きているかわからない。今までと同じように接し、今までと同じように対処できると思っている。しかし、それは残念ながら間違いである。それまでとは、根本的に違ってしまっているのだ。それが、依存症だということに気づくまでに、何年もの歳月が失われてしまうこともある。周囲が気づいても、本人はなかなか自覚できない。

現実のことが気になり始め、ゲームやネットを長時間やりすぎることが生活にダメージを及ぼしていることを、うっすら感じるようになるときもある。だが、現実の課題を考えると、不安で憂鬱になるだけなので、その考えから逃れるために、またゲームやネットに向かうということになる。

人によっては、このままでは危険だと思い、ゲームの時間を減らそうとする場合もある。だが、そうすると、イライラや不安や落ち込みが逆に増し、耐えられなくなってしまう。それが離脱症状だとは気づかず、またゲームやネットに戻ると、そうした不快な気分がなくなるので、結局やり続けることになる。

依存する期間が長引くにつれ、現実面でのパフォーマンスの低下が歴然としてくる。それによって、本人はますます自信を失い、現実的な課題をやりこなすことは、到底無理だと感じ始める。**現実に戻りたくても、戻る自信がないと感じ、そうした葛藤から逃れるために、またのめり込むということが繰り返される。**

第三章　二次性発達障害とデジタル認知症

ぶり返す悪夢

夜遅くまでゲームをしていて朝が起きられないと、大学生の男性、真人さん（仮名）が、母親とともに相談にやってきた。ゲームは夜十時頃から始めて、朝方の三時、四時頃まで、五、六時間やっているという。大学の遅刻や休みが多くなっている。ついに、この春の進級には単位が足りず、留年になってしまった。このままではあのときの悪夢を繰り返すのでは、と、母親も本人も不安を感じ、何とかしなければと行動を起こしたのだ。

あのときの悪夢とは――。それは六年前にさかのぼる。真人さんは、私立の進学校に通う高校一年生だった。勉強が難しくなって、思うような成績がとれなくなっていたところに、夏休みに始めたオンラインゲームに熱中し、二学期に入ると次第に学校を休むようになったのだ。成績はさらに急降下し、二学期の通知表には、赤点がずらっと並んだ。何度も学校に呼び出された挙げ句、引導を渡された。留年か中退かといわれて、一年の終わりで中退することを選んだのだった。

それは、本人にとっても家族にとっても、本当につらい体験だった。まったく無気力になり、ゲーム以外何もしようとしない真人さんを見ながら、失意の日々を過ごしたのだった。

元々真人さんは、明るく社交的な性格だったという。小学校時代は成績が優秀で、私立の進学校を受験し合格した。ただ、レベルの高い進学校に入ったことは、真人さんにとって負担になる面もあった。それまでもっていた自信が揺らぎ、消極的な傾向が強まった。それでも、中学の間は友達も大勢いて、学校生活もそれなりに楽しんでいた。それが、高校一年の夏を境に、別人のように変わってしまったのだ。

長いトンネルをどうにか脱け出したのは、高校を辞めてさらに一年以上も経ってからだった。まったく何も手につかなかった真人さんが、大学に行きたいと言ったのだ。受験勉強だけでなく、高卒認定試験の勉強をする必要もあった。予備校に通い、両方の勉強をした。やっとの思いで、今通っている大学に合格できたのだ。

入学してから一年、二年は、本人も気を引き締めていたのか、講義を休むこともあまりなかった。単位の取得も順調だった。ただ、中学までは友達も多かったのに、大学に入っても、一人の親しい友達もできなかった。サークルにも通いたがらず、休みの日に遊びに出かけることも、ほとんどなかった。結局、パソコンの前に坐っていることが多かった。オンラインゲームとすっかり縁を切っていたわけではなかったのだ。

三年になって専門科目が中心になり、出席しなければならないコマ数が減って、余裕ができた。曜日によっては、昼から出ればいい日も週に何日かあった。いつしか再びオンラインゲームを深夜までするようになった。秋学期が始まると、起きづらそうにすることが多くなり、顔から表情が消えた。本人は、必要な講義には行っているので「心配ない」と言うが、母親はあのときのことを思い、やきもきしないではいられなかった。そして、とうとう心配は現実となったのだ。

ただ、六年前とは違う点もあった。留年とわかったとき、母親が、「どうするつもりなの？」と訊ねると、「留年してでも大学は続ける。必ず卒業する」という答えが返ってきたのだ。さらに母親が、依存症になっているのかもしれないから、診察を受けてほしいと言うと、「わかった。そうするよ」と答えたのだった。

オンラインゲーム依存から、留年、中退に至るというケースが後を絶たない。一旦克服したかに見えても、また気を許すと依存がぶり返し、危機が再燃することも多い。先にも述べた通り、小康状態になっていても「再発」することが多いのが、依存症の特徴である。物事がうまくいかなくなったときにも悪化しやすいが、意外に、ほっとして油断した時も悪化のきっかけとなる。このケースの場合は六年越しということになるが、もっと長期にわたるケースもざらである。

オンラインゲーム依存やスマホ依存をはじめとするデジタル依存がしばしば深刻な問題となるのは、それが生活を破綻に至らしめるだけでなく、人生のもっとも重要な時期に、そうした破綻が起きることによって、将来のチャンスまでも壊してしまうということである。

もしそうした依存に陥っていなければ、獲得できていたであろう知識や経験や能力は、もっとも吸収力の高い時期が過ぎてしまってから取り戻そうとしても難しい。失われたものは、完全には戻ってこないのだ。それどころか、知識や経験を獲得するための土台である脳自体が損なわれているとしたら、取り戻す術すらなくなってしまう。

二次性発達障害の可能性

発達に課題を抱えた人では、インターネットやゲームの依存症になりやすいことがわかっている。たとえば、対人関係に消極的で、相互的なコミュニケーションが苦手な自閉症スペクトラムの人は、インターネットやゲームのようなデジタル空間に親和性が高いのである。

真人さんのケースの場合、この数年、友達づきあいが極端に減って、大学でも親しい友人が一人もいないという。もしかしたら、自閉症スペクトラムのような状態がひそんでいて、現実の対人関係の困難さから逃れるために、デジタル空間での関係に安らぎや楽しみを求めているのではないか、とも考えられた。

そこで、発達の特性を調べる発達検査を行うことになった。その結果、半ば危惧していたことが明らかとなった。言語理解や作動記憶は、平均レベルの一〇〇前後の値である一方で、知覚統合や処理速度が約八〇と低く、そのため、動作性知能は言語性知能に比べて著しく低く、二〇ほど乖離が認められたのである。知覚統合や処理速度に足を引っ張られて、トータルの知能も約九〇と平均を下回っていたのだ。

このケースに見られるような言語優位な知能の偏りは、アスペルガータイプの自閉症スペクトラムに特徴的なものである。しかし、この青年の場合、中学までは活発で、成績も良く、友達も大勢いて、リーダー的な存在であった。生育歴や幼い頃の発達にも、特に発達障害を示唆するような所見はない。コミュニケーション能力や特性の検査でも、あまり問題がない。自閉症スペクトラムのような発達障害は、遺伝的な要因が大きく、幼児期に既にその傾向が認められるのが通常だ。その意味では、このケースは、「自閉症スペクトラム」や「発達障害」には該当しないことになる。

しかし、現状をみると、対人関係を避け、孤立しているだけでなく、集中がまったくできないと言う。かつての状態に比べると、「二〇％くらいしか力が発揮できていない」と感じている。自閉症スペクトラムでも注意欠如／多動性障害（ＡＤＨＤ）でもないが、社会性や課題遂行に困難を生じている。発達障害を思わせるような状態が、症状だけでなく、能力的にも認められるのである。

このケースの場合、優秀な進学校に受験して合格したことから考えると、少なくとも中学入学の時点では、平均より高い能力をもっていたと思われる。しかし、それから十年ばかり経過した今、平均以下の能力しか認めることができない。そこには、何年にも及ぶオンラインゲーム依存が影響していないのだろうか。長年の過剰使用によって、注意力や遂行機能、社会性の能力が損なわれた結果、元々は顕在化するほどでもなかった発達上のわずかな偏りが強められ、発達障害に似た状態を呈するに至っているのではないのか。さらには、全体的な能力もレベルダウンを起こしているのではないのか。

十年前に、こうした危惧を述べても、現場の教師や一部の小児科の先生以外、なかなか信じてもらえなかった。しかし、この十年の間に状況は大きく変わった。単に症状や機能レベルだけでなく、序章で述べたように脳のレベルで異変が起きていることが確認されるところまで来ているのである。

インターネット、ゲーム依存は発達の問題を悪化させる

発達に課題を抱えた子どもや若者が急増し、大きな問題となっている。一般の人にも、「発達障害」という用語が広く認知されるほど身近な問題となっている。元々発達障害とは、遺伝的要因などの先天的な要因や周産期のトラブルなどによって起きた障害により、脳に機能的な障害を生じたものを指す。

代表的な発達障害である自閉症スペクトラムを例にとると、かつてはその比率は、一万人に四〜五人（〇・〇五％）程度と言われ、比較的稀なものであった。ところが、近年、有病率がどんどん上昇し、日本でも一〜一・五％にも達する。最近韓国で行なわれた調査では、児童の二・六％が該当するという驚くべき有病率が報告されている。

その要因には、さまざまな問題がからみ、もちろん遺伝的要因の関与も大きいのだが、従来考えられていたよりも環境的な要因の関与が大きいことがわかってきた。かつては八〜九割が遺伝的要因によると考えられたこともあったが、近年スタンフォード大学などの研究者たちが行った研究では、遺伝的要因の関与は四割以下という結果を報告している。

環境的要因として重要なのは、一つには養育環境の影響で、ネグレクトされ情緒的な関わりが不足した中で育った子どもには、自閉症スペクトラムに類似した状態がみられることがある。

養育環境の影響がより顕著なのは、もう一つの代表的な発達障害であるＡＤＨＤである。Ａ

DHDは、遺伝的要因が強いと考えられているが、環境的要因にも影響されやすく、虐待や両親の不安定な関係は、症状を悪化させてしまう。

しかし、ADHD自体は、幼いころほど問題が顕著で、年齢が上がるとともに脳が発達を遂げ、症状も改善することが多いと考えられてきた。

ところが、近年、一部で見られるようになっているのは、幼児期にはさほど発達に問題がなかったにもかかわらず、青年期以降、注意障害や社会性の問題など発達障害に似た症状が強まるケースである。こうしたケースでは、深刻なネット、ゲーム依存をともなっていることが多く、重度の依存によって発達の問題が悪化したり顕在化しているケースがあると考えられる。

それを裏付ける研究も進んでいる。たとえば、ある研究（Chan & Rabinowitz, 2006）では、ゲームおよびインターネット・ゲームのプレイ時間が長いほど、不注意やADHDの傾向が強まるという結果が示されている。

MRS（核磁気共鳴スペクトロスコピー）という最新の画像診断技術を用いて、オンラインゲーム依存の患者と健常者を比べた研究（Han et al., 2014）によると、オンラインゲーム依存の患者では、右前頭皮質でN－アセチルアスパラギン酸（NAA）が、内側頭皮質でコリン（Cho）の濃度が低下していた。コリンは、神経伝達物質や神経細胞の膜を作る原料となるもので、NAAの密度は、神経細胞密度の指標とされている。つまり、これらの代謝物が減少していることは、その領域の活動だけでなく、神経細胞自体の密度も低下していることを示している。

右前頭皮質でのＮＡＡの低下は、注意力や衝動性のコントロールの障害であるＡＤＨＤに特徴的に認められる状態でもあり、オンラインゲーム依存の人の脳では、ＡＤＨＤとよく似た状態が生じていることになる。元々ＡＤＨＤの傾向をもった人がオンラインゲーム依存になりやすいという面もあるだろうが、オンラインゲーム依存になることで、注意力や衝動性のコントロールを司る脳の領域が壊れて、二次的にＡＤＨＤと似た状態を引き起こしているとも考えられる。恐らく両方なのであろう。

以前の研究から、ゲーム依存の人では遂行機能や注意力の低下がみられることが報告されてきた。九年前の『脳内汚染』で紹介した、わが国最初の本格的なゲーム依存の調査である寝屋川調査でも、ゲーム依存の子どもたちには、明らかに不注意、衝動性、多動などＡＤＨＤに特徴的な症状が高頻度に見られ、強い関連が認められている。こうした傾向は、早くからゲームを開始した子どもほど強く、ゲーム依存が、二次的にＡＤＨＤの症状を悪化させている可能性も示唆された。

当時、ゲームがＡＤＨＤを悪化させるということを言っても、多くの人は本気にせず、ＡＤＨＤは遺伝的な要素が強い先天疾患で、ゲームなどは無関係だという専門家が少なくなかった。

しかし、その後、症状レベルの研究だけでなく、脳の構造や機能レベルの研究が盛んに行われ、重度のゲーム依存が、脳機能の障害のみならず、脳の萎縮さえも引き起こすことが明らかとなって、ようやく空気が変わってきた。

覚醒剤や麻薬のような薬物でなくても、極端な偏った脳の使用によって、それと何ら変わらないダメージを脳に引き起こしてしまうということが、やっと理解されてきている。

共感性や社会性の低下を引き起こす

ＡＤＨＤと並んで、発達障害の代表ともいうべき自閉症スペクトラムについても、似たような関係がみられる。ゲーム依存の人にみられやすいもう一つの傾向として、対人関係や対面的なコミュニケーションが苦手で、人とかかわるのに消極的であったり、相手の気持ちに共感したり痛みを感じ取ったりする傾向が乏しい、と指摘されてきた。ことにこうした傾向は、暴力的な内容のゲームにもっぱら依存している人で強かった。インターネット・ゲームでもっとも人気の高いＭＭＯＲＰＧでは、戦闘や略奪、殺戮などの暴力、攻撃が、日常的に起きる。やるかやられるかの緊迫感が、大きな魅力の一つとなっている。男性に高い人気を誇るゆえんでもある。

三十人の被験者に三十分間ゲームをプレイしてもらい、ＳＰＥＣＴ（単一光子放射断層撮影）

という方法で、脳の各領域の血流量を測定した研究（Chou et al., 2013）によると、ゲーム開始とともに前頭皮質や前帯状皮質で血流量が低下したが、驚くべきことに、前帯状皮質での血流量の低下は、ゲーム中にキャラクターが沢山殺されるほど強まったのである。前帯状皮質は、共感や感情の調整、注意などに関係している。〝殺戮〟を繰り返す暴力的ゲームを毎日長時間、長期間にわたってプレイすれば、機能的、器質的変化も危惧されるだろうが、実際、インターネット依存の若者では、前帯状皮質などで灰白質の体積減少が認められている（Zhou et al., 2011）。また、別の研究（Mathiak & Webber, 2006）では、暴力的映像に接する時間が長い程、前帯状回の中でも、相手の痛みに共感する領域である吻側前帯状皮質の活動が低下しており、自分の痛みにかかわる背側前帯状皮質の活動が逆に亢進していたのである。

先にも紹介したが、インターネット・ゲーム依存の人では、島皮質の萎縮が起きているという報告もある。島皮質は、痛みなどの感覚や感情体験にかかわっているとされる。この部位が萎縮を起こすということは、痛みや感情を感じにくくなるということである。

また、最近の研究（Lin et al., 2014）では、記憶の中枢である海馬の灰白質や、情動の中枢である扁桃体の白質についても、体積減少が報告されている。扁桃体は相手の表情を読み取るなど社会性の中枢でもある。この領域の働きがダウンすることは、感情的な反応が乏しくなるだけでなく、社会的な無関心さや自閉的傾向にも関係してくる。

前帯状皮質、扁桃体、海馬などの萎縮は、たとえば過酷な戦闘に参加した兵士に認められる特徴に似ている。彼らは退役となった後も、無気力や空虚感に苦しめられ、人が信じられず、孤独を好み、日常の社会生活や家庭生活に不適応を起こしやすい。インターネット・ゲーム依存の若者もまた、彼らの「戦場」以外には、適応できる場所を見出せなくなっている。

先ほどの大学生のように、インターネット・ゲーム依存になるまでは友達もたくさんいて、クラブ活動でリーダー的な存在だったのに、まるで人が変わったようにまったく友達とも付き合わなくなり、ゲームしかしなくなった、というケースも珍しくない。ゲームに依存することによって、社会的な機能や共感性にかかわる脳の領域が機能低下や萎縮を起こす、という事実を知れば、そのことにも納得がいく。

ましてや元々社会性やコミュニケーションの面で難を抱えた人の場合、さらに悪化や機能低下を来しやすいと言えるだろう。本人の努力と周囲のサポートで、長い時間をかけてせっかく育んできた分まで逆戻りさせてしまうことになる。

いまや海外の専門家の間では、インターネット・ゲーム依存は発達の問題の主要な要因の一つとさえ述べる人もいる。確かに、そうだとすれば、韓国で報告されている自閉症スペクトラムの異様に高い有病率（二・六％）の一部を説明できるかもしれない。もともと遺伝的な要因をもっていても、それが実際「障害」として発現するレベルに至るかどうかは、生活環境によって左右される。ゲーム依存の後遺症として二次的に発達の問題が悪化し、障害レベルに至ってしまったとしか考えられないケースに数多く出会うのである。インターネット・ゲーム依存は、神経の同じ回路ばかりを酷使するという極端に偏った環境に脳をおくことになり、おそるべき変性を引き起こしてしまっているのである。

スマホ依存症と「デジタル認知症」

過去五年にもっとも大きな経済的成功を収めた商品は、スマートフォンであろう。経済全体が停滞する中で、爆発的な急拡大を遂げてきた。それを強力に牽引したのは、アップルが開発したiPhone（アイフォン）の急速な浸透である。アイフォンがアメリカで最初に発売されたのは、二〇〇七年六月のことだが、日本での市場投入は、その後継機iPhone 3Gからで、二〇〇八年七月のことであった。それから、わずか四、五年の間に、市場を圧倒するに至った。

パソコンでインターネットに接続する人よりも、スマホやケータイからインターネットに接続する人の方が多くなり、ことに私的な使用では、パソコンよりもスマホが中心的な座を占めるようになっている。

そうした中で、電車内の光景も様変わりした。以前から本や新聞を読む人の姿がめっきり減り、ケータイをチェックしたり、メールを打ちこんでいる姿が目に付くようになっていたが、この二、三年は、スマホの画面をずっと眺め続けている人や、スマホでゲームをやり続けている人が目立つようになった。半分くらいの人が、スマホを見ているという状況にも出くわす。それも、若い世代だけでなく、もっと上の年代層も負けじとやっている。本を読む人など、まったく希少な存在になってしまった。

大人でも、絶えず触わっていないと落ち着かないという人がいる。家にいるときも、ベッドにはいっても、ついスマホを取り出して、メールやLINEをチェックしたり、調べ物をしたり、ゲームをしたり、とにかくやり続けてしまうという人も少なくない。

ハーバード・ビジネス・スクール松下幸之助記念講座リーダーシップ担当教授のレスリー・パーロウが、千六百人の管理職や専門職を対象に行った調査によると、七〇％の人が、起きると一時間以内にスマホをチェックし、五六％の人が、眠る前一時間以内にスマホをチェックする。五一％の人が休みの日も絶えずスマホをチェックし、四四％の人が、もしスマホをなくして一週間代わりのものがなかったら非常に不安になるだろう、と答えている。働く大人たちも、スマホへの依存を強めている。

大人でもこうだ。ましてや好奇心旺盛で、まだコントロールが利かない中学生や高校生が買い与えられると、どうなるかは想像に難くない。パソコンと違って、スマホの利点は、何と言っても、そのモバイル性にある。勉強机の前だろうが、ベッドの中だろうが、どこでも見ることができるし、パソコンの画面のように大きくないので、何を見ているかを親にのぞき見される心配も少ない。刺激の強い動画、オンラインゲームにもいつでもアクセスできる。思春期の子どもが、そうした誘惑にさらされ続けることになる。一旦、そうした刺激に強い興奮を覚えてしまうと、繰り返し見るようになる。そして、それが嗜癖を形成する。

青山学院大学で行なわれた調査（寺尾&伊藤、２０１４）によれば、講義中にスマホを使用したことがあると回答した生徒は、九〇〜九五％近くに上り、毎回のように使用している生徒の割合も三割近くに上った。こうした傾向は、日本の大学だけでなく、アメリカなどでも深刻な問題で、名の通った大学でも、スマホの画面をスクロールしたり、ゲームをしたりする生徒が目立ち、教授が講義を聞くように注意するという事態にもなっている。

二千五百名のアメリカの大学生を対象にした調査によると、毎日平均で一時間四十分をフェイスブックに費やし（Junco, 2012）、約六割の学生が、ケータイ（スマートフォンを含む）に依存していると感じている（McAllister, 2011）。特に、この傾向はスマートフォンの出現とともに強まっている。

台湾の医療機関が最近行った、スマートフォン・ユーザーを対象にした調査によると、仕事や食事の最中にもスマホを使う人は、三割に上り、一時間に一度はチェックするという人の割合は、七割近くに達した。

さらに注目を集めたのは、四割余りの人が、記憶力や集中力が低下したと回答したことだ。半数近くの人が「やるべきことを一時的に忘れてしまう」と答えた。

これだけの調査から、記憶力や集中力の低下を「デジタル痴呆（認知）症」によるものだと結論づけることは、性急すぎるだろう。しかし、そうした疑いをもって使い過ぎに気を付けることは、将来の災いを避けることにつながる。

さらに裏付けが進むまでには、五年、十年の時間が必要で、結論が出た頃には、もう手遅れになっているかもしれない。取り返しのつかない問題だけに、疑わしきは、できるだけ避けた方が賢明と言えるだろう。

第四章　はまるにはワケがある——依存する側の理由

医者だってはまる——ある眼科医の場合

自身眼科医であり、インターネット・ゲーム依存症を克服する体験をつづった『ゲームにはまって』の著者でもあるアンドルー・ドアンの場合、最初にゲームに出会ったのは小学生のときで、生まれて初めてプレイしたゲームは、アタリ社製のインベーダーゲームだった。筆者が大学生のとき、日本でも爆発的に流行していたのを思い出す。

ハイスクールの頃になると、任天堂のテレビゲームが取って代わった。彼は何時間も何時間もゲームをして過ごしたという。それが、長い長いゲームとの関わりの始まりだった。

アンドルーがゲームの世界にひきこもったのには、ある意味特殊な境遇が関係していた。サイゴンが陥落したとき、両親は母国を捨て、アメリカに移住してきたのだ。ベトナムでは工場を営み、裕福な暮らしをしていたが、異郷の地での暮らしは苦難の連続だった。商売を営むも、言葉の壁もあってうまくいかなかった。

息子にとっても、状況はさほど変わらなかった。英語は早く覚えることができたものの、アジア系の移民に対する差別はひどく、日常的にイジメやイビリを受けることになった。そのため、アンドルーは、自分がアジア人であることを嫌悪する自尊感情の低い若者に育った。周囲からの攻撃に対処するために、先手必勝で過剰に攻撃的な態度をとるようになり、悪口を言われる前に相手の悪口を言い、手を出すようになっていた。運動神経に優れていたので、アンドルーのことを評価してくれるコーチや教師もいたが、それは彼の自己評価を補うには足りなかった。

アンドルーのおかれた境遇は、別の意味では、ゲームやネットに依存する人に普遍的なものだと言えるだろう。現実世界に居場所がない疎外感を、現実以外の世界で満たすほかないという状況である。反射神経に優れ、ゲームが得意だった彼は、ゲームに熱中している間だけは、自分のみじめな境遇のことを忘れていられたのだ。

両親は子どもの教育に熱心だったので、アルコールやドラッグ、タバコやギャンブルの危険は、常日頃から教えこみ、触れさせもしなかったが、ことゲームに関しては寛容だった。当時の多くの親と同様、最新の装置を使った遊びに触れることが、子どもにとって良いことだと思っていたのだ。まさか、そうしたゲームが、ドラッグと同じような依存性をもつことは、彼の両親はおろか、ほとんど誰も知らなかったのである。

家ではゲームにのめり込み、外では暴力沙汰を起こす少年アンドルーだったが、ある転機となる出来事が起きて、生活を改める決意をする。

その日、いつものように学校の廊下をうろついていたアンドルーは、たまたま一人の生徒に出くわす。目が合い、いつもの調子で相手にからかいの言葉を投げつけた。ところが、相手の生徒は、別に動じる様子もなく平然としている。そのことに頭にきた彼は、相手の胸をドンと突いたのだ。その瞬間、相手の生徒は糸の切れた人形のように、意識を失って倒れてしまった。

胸への一突きが運悪く心筋痙攣を誘発し、危険な不整脈を引き起こしたのかもしれなかった。呆然としていると、たまたま教室から出てきた教師が救命措置を施し、その生徒は息を吹き返した。一つ間違っていれば、アンドルーは殺人者として刑務所で、つらい青春時代を過ごさねばならなかったかもしれない。

その出来事が警告となり、転機となった。こんなことを続けていてはダメだ、との思いから、彼は強がるのをやめ、真面目な生徒になった。学業に励むようになり、医者になろうと決意する。医者になって、貧しさから抜け出したいという思いもあった。大学に進学すると、ゲーム機を実家に残し、一人で暮すようになった。すっかりゲーム断ちをして、学業や研究に励んだのである。ゲームを止めたのには、もう一つ理由があった。画面の前に長時間座り続け、運動不足から肥満が目立つようになっていたのだ。

一念発起して学業に励んだおかげで、アンドルーは無事にメディカル・スクール（アメリカでは、医学部は日本の大学院修士課程に相当する扱いで、通常の大学を卒業してから進学する）に進学し、そのための学費や生活費が全額支払われる奨学金を獲得することもできた。ひとまず大きな目標を達成し、ほっとした思いもあったのか。しかも、彼は大学在学中から研究機関にも通って、分子生物学の研究を始めていた。そのため、メディカル・スクールの課程は、彼にとっては楽勝に思えたのだ。少しくらい息抜きをしたいという油断が生じていたのかもしれない。

そんなとき、たまたま義弟が、パソコンのゲームが面白いと教えてくれたのだ。そして紹介してもらったゲームソフトは、それまで出会ったこともないほど興奮させられるものだった。再び彼はゲームの虜になってしまった。ずっと抑えていた「人に優越したい」という欲求や万能感を、そこでは限りなく満たすことができた。かつて彼が他の生徒をいじめることで得ていた優越や征服の快感を、彼はゲームの中で手に入れるようになっていた。

ジョンズ・ホプキンス大学医学部の大学院に進んでからも、彼は実験室にこもって分子生物学の研究に取り組んだが、研究はかなり孤独で、単調な作業の連続だった。たった一人で一日中過ごすこともしばしばだった。

大学院三年のとき、彼は以前から付き合いのあった看護師の女性と結婚したが、妻は仕事を続け、しかも夜勤の仕事が多かったため、彼は夜間も一人で過ごすことが多かった。

そんな社会的に孤立した状況で、彼はますますインターネットの世界に依存するようになった。そこが彼にとって唯一、他者との交わりの場となり息抜きの場となった。

実験室で長時間過ごしてから自宅に戻ると、彼はすぐさまインターネット・ゲームの世界に浸った。退屈や嫌な気分を感じると、すぐにネットゲームの世界に逃げ場所を求めた。その頃、MMORPGが普及し始めたばかりの頃で、彼はいわば〝第一世代〟のオンラインゲーマーであった。そこでは、参加者はギルドと呼ばれるチームを組んで行動する。お互いに助け合いながら協力して、作戦を行うのだ。彼は、自分もチームの一員であり、受け入れられていると感じることができた。

彼は仕事から帰ると一旦寝て、深夜に起きると朝までゲームをするという生活を続けた。子どもが生まれても、子どもの世話もせずにゲームをしている自分を、どうすることもできなかった。ときには片手で子どもにミルクを与えながら、空いた方の手でゲームをする時もあった。一年間に一千四百時間も、一つのゲームに費やしてしまうほどだった。もう一つ余分に夜勤の仕事をしているようなものだった。

一晩中ゲームをして、それから病院の仕事に向かうこともあった。寝不足から、居眠り運転をすることもあった。意識が途切れて、気がついたら路肩の溝にはまって自損事故を起こしたこともあった。眠りに落ちるときに幻聴を耳にしたり幻覚を見ることもあった。妻に話しかけることもなくなり、妻が何をしているかにもまったく関心がなくなった。妻と出かけたいとも思わなくなった。彼の頭の中はゲームをしていないときも、ゲームの中のキャラクターをどうやったらもっと強くできるかということや、ゲームの作戦を考えることでいっぱいで、他のことには上の空だった。慢性的な睡眠不足も手伝って、ゲームをしていないときはいつもぼんやりしていて、妻に連れられて教会にいっても、すぐに居眠りしてしまった。そんな居眠りの瞬間にも、とても鮮やかなゲームの夢を見てしまうありさまだった。

あるときには、教会で眠り込んだ瞬間に、大きな足音が響いたかと思うと、恐ろしい悪魔が教会の天井に現れて、会衆に襲い掛かる幻影にとらわれた。当時彼が熱中していたゲームのキャラクターであるディアブロという悪魔だった。

朝が来て睡眠不足の中、仕事に行かねばならない時には、明け方までゲームをしてしまったことを呪い、もうやるまいと思う。それでも夜になると、また同じことの繰り返しだった。毎晩毎晩、性懲りもなくゲームをしてしまう自分に腹を立て、情けなく感じ、いつも慢性的な疲労をひきずりながら、だるく体調の悪い自分にイライラしながら、それでもゲームを止めることはできなかった。そんな自分を尊敬できず、自己嫌悪を抱き、虚しさを感じるのだが、それでもゲームを止めることは考えられなかった。

こうしたインターネット・ゲーム依存の状態が、九年間も続くことになる。その間、週に四十～五十時間ゲームをして過ごし、夏や冬の休暇には、その時間はもっと増えた。依存が長引くにつれ、精神的にも、肉体的にも変わってしまっていた。いつもイライラして怒りっぽく、妻や子どもに対して言葉の暴力がひどかった。特にゲームが思うようにできなかったり、ゲーム時間が邪魔されたりするとイライラし、気分が滅入ることもあった。妻や子を罵り、壁を殴ったり、物を家から投げ出したり、椅子を叩きつけて壊すこともあった。そして、「おれの邪魔ばかりしやがって」とか、「どうしていつも要求ばっかりするんだ」とか叫びながら、妻を責めたてた。それが離脱症状だとは、医師である彼も、まったく自覚することはなかった。

運動不足で、急に十四、五キロも体重が増えたため、お腹の皮膚に線条痕ができていた。また、眼精疲労と睡眠不足で、絶えず頭痛に悩まされ、目は赤く乾燥していた。彼は眼科医なのであるが。トイレに行くのも我慢し長時間座り続けたため、尿漏れがひどくなり、また痔疾にも悩まされた。

家族との関わりが減っただけでなく、同僚や友人とも付き合いがなくなり、ひきこもった生活をするようになっていた。自分の親に電話を掛けることも、友達と遊びに行くこともなくなっていた。その方が、ゲームをする時間を少しでも余分に確保できたからだ。結局、彼の頭の中にはゲームのことしかなく、すべての生活はゲームを中心に回っていた。

妻が早く寝てくれたほうが良かった。その方が、ゲームをできる時間が長くなるからだ。妻は、ベッドで夫が来るのを空しく待ったが、夫は朝方までゲームに熱中するので、妻は待ちくたびれて眠ってしまった。妻は放っておかれることになった。マンネリのセックスから得られる快感よりもはるかに大きな興奮と刺激を、彼はオンラインゲームから得ていた。

先に精神的に参ってしまったのは、妻の方だった。夫から絶えず投げつけられる暴力的な言葉や怒りの感情に耐えられなくなってしまったのだ。妻はよく泣いたり、赤子のように丸まって身を揺すったりするようになっていたが、そんな妻に彼は優しくするどころか、「泣くなって。お前が弱すぎるんだ」と、さらに鞭打つのだった。妻は、ヴァーチャルの世界に魂を取られてしまった「モンスター」か「ゾンビ」と、自分が結婚してしまったということが信じられず、身もだえしていたのだ。

そして、とうとう限界を超えてしまった妻は、自分と子どもを守るために、遠く離れた実家に避難する決断を下した。そして、母親の助けを借りて、裁判所に面会制限の仮処分を請求するとともに、離婚と子どもの監護権を求めて調停を起こした。ついに家庭生活の崩壊は、決定的となったのである。

この思いもかけない妻の行動は、アンドルーをさらに追い詰めることとなった。この何年か、妻との関係だけが、唯一人間的なつながりとなっていたので、それさえも失うことは、誰とも血の通ったかかわりをもたなくなることを意味した。

最後の絆が失われてしまったのだ。うわべだけ見れば、彼は大学病院で働くエリート医師で、後二年で学位を取得し、一人前の医者として独り立ちできるところまで来ていた。だが、その内実はゲームをしたいという衝動さえもコントロールできず、そのために妻も子も友人も失い、社会的に孤立し、無意味で空虚な人生を過ごしていた。ついに彼は自殺さえも考えるところまで追い詰められたのである。

優秀な能力をもち、立派な職業と社会的な地位も手に入れながら、なぜ彼はオンラインゲームに依存し続けることになったのだろうか。インターネット・ゲーム依存症からの回復を考えるためには、なぜそこに陥るのかを理解する必要がある。

この章では、その背景を本人側の要因から、そして次の章ではゲームやインターネットの構造面から、考えてみたい。

適応障害としての側面

インターネット・ゲーム依存症の背景として、まず理解しなければならないのは、他の依存症と同じく、大部分のケースは何らかの適応障害から始まっているということだ。ものごとがうまくいっているときには、たとえ依存形成が徐々に進んでいたとしても、それが生活を破綻させるほどの障害として表面化し、猛威をふるうことはない。

何らかの挫折や疎外状況、ストレス状況によって、現実の生活に居場所を失い、自分の存在価値を味わえなくなることが適応障害だが、それを代償する手段として、耽溺的な行為が増加する。大人であれば、飲酒量が増えるというのが一番多いわけだが、人によっては、過食をする、ギャンブルをする、買い物をする、セックスをするといった行為により紛らわそうとする。しかし、子どもでは、もっとも手近で許される手段として、ゲームやネット、スマホの使用が増えやすい。

背景にある挫折状況や疎外状況としては、インターネット・ゲーム依存で実際に来院するケースで見ると、学業の挫折が多い。勉強についていけなくなり学校が楽しくなって、という場合もあるが、元来優秀だった子が、中学受験、高校入試で頑張って進学校に入れたものの、周囲はもっと優秀でドロップアウトしてしまい、インターネット・ゲーム依存に陥ってしまうというケースも少なくない。その場合には、親の過度な期待や過保護・過干渉に対して、子どもが反発している、という側面も認められる。

ついで多いのは、イジメや友人関係のトラブル、クラスでの孤立だ。これには、両親の不仲、離婚、精神的に不安定な母親、父親の失職といった家庭内の葛藤状況を伴っていることが少なくない。女の子がスマホやメール依存になるケースでは、こうした背景が特に多い。スクールカウンセリングなどの場では、むしろこちらのケースがよく相談に来るようだ。

いずれの場合も、長期の休暇をきっかけとして、休暇明けに欠席が増えたり不登校になることで、さらに依存的な使用がエスカレートする、という経過をたどっている。

父親の単身赴任や離婚でブレーキがかからなくなった、という状況も多い。また、進学を機に一人暮らしをするようになって、とか、目標を達成し、少しのんびりしようとパソコンやスマートフォンを始めたのがきっかけ、という場合もある。

先ほどの眼科医アンドルー・ドアンの場合にも、子どもの頃から疎外状況におかれ、友だちもほとんどいなかった。ゲーム依存を生みやすい典型的な状況にあったと言えるだろう。

後で述べるように、回復を図っていく場合には、依存症ばかりに目を向けるのではなく、適応障害の側面を十分に理解し、そこに手当てを行っていくことが、一つのポイントになる。

はまりやすい二つのパーソナリティ・タイプ

何らかの挫折や疎外状況があったとしても、誰もがインターネット・ゲーム依存になるわけではない。依存のリスクを左右するのが、本人のパーソナリティである。パーソナリティの特性としては、さらに発達特性など気質的な面と、愛着スタイルや承認欲求、自己愛性など、心理社会的な面がからんでくる。

まず、パーソナリティのタイプとしては、典型的な二つのタイプがある。

一つは、衝動的で新しい刺激を求めるタイプ。もう一つは、社会的能力が低く、回避的なタイプのパーソナリティだ。

もちろん、両方とも該当する場合には、いっそうリスクが高くなる。眼科医アンドルー・ドアンの場合も、両方の傾向があったと言えるだろう。

衝動や欲求をコントロールするのが苦手な人では、やりたいという気持ちを制御できず、過度な使用に陥りやすいため、嗜癖を生じやすい。こうした衝動性の強さとしばしば結びついている特性が、新しい強烈な刺激を求めようとする新奇性探求である。

新奇性探求の強い人では、薬物依存などにもなりやすいことが知られている。衝動的で、しばしば気が散りやすく、多動な傾向とも結びつき、したがってADHDの人では新奇性探求が強い傾向がみられる。

そもそもゲームをすることに関心がない人や、あまりうまく操作できず、やってもそれほど面白さを感じない人では、ゲーム依存になりようがない。しかし、このタイプの人は、新奇な刺激に富むゲームに惹きつけられやすく、また操作が巧い。当然、ゲームから得られる報酬が大きくなるので、嗜癖を生じやすい。

実際、ＡＤＨＤの子どもはゲーム依存になりやすく、ＡＤＨＤの成人では、ゲーム依存にもギャンブル依存にもなりやすい。本人はギャンブルをしているつもりはなくても、人生自体がギャンブルになってしまっているケースさえ珍しくない。

ＡＤＨＤの人がゲームにはまるのは、ある種の自己治療行為でもある。ＡＤＨＤでは、前頭葉におけるドーパミンの働きが弱いため、不注意や衝動性の症状を生じる。ドーパミンの放出を増やし、再取り込みを抑制する薬剤（リタリンやコンサータ）を投与すると、症状が改善するのはこのためだ。ＡＤＨＤの人では、ゲームのような強い刺激を受けるとドーパミンの放出が増え、一時的に注意力や集中力が高まる。ただし、第一章から第二章で見てきたように、それは長期的には逆効果で、ゲームをしていない時には余計にぼんやりし、不注意や衝動性がひどくなる。

もう一つ依存しやすいタイプは、現実の対人関係や社会での活動に消極的だったり、親密な関係を避けようとする回避的なパーソナリティの人だ。このタイプの人では、リアルでの活動には、楽しさよりも緊張や不安や煩わしさを感じやすく、オンラインの世界に居心地良さを感じるため、インターネット依存やゲーム依存になりやすい。対人関係が苦手な自閉症スペクトラムの人も、インターネット依存やゲーム依存になりやすい。社会不安障害や対人恐怖の傾向をもつ人でも、そうしたリスクが高まる。

逆に言うと、人との関わりを求め、行動的で活発な外向性の人はゲーム依存になりにくい傾向がみられる。ただし、そうした人でも油断は禁物だ。以前は外向的だった人が、インターネット・ゲーム依存になってからすっかり不活発で内向的になる、というケースも少なくない。

自己愛性や承認欲求が強いと危険

それ以外の特性として、インターネット・ゲームへの依存と自己愛性との関係が指摘されている（Kim et al., 2008）。インターネット・ゲームでは、現実には困難な、高度な達成を成し遂げ、完璧な自己像を追求することができる。幼い誇大自己を抱え、自己顕示性や万能感を宿す自己愛性パーソナリティの人にとって、インターネット・ゲームの世界は、とりわけ魅力的なのかもしれない。ドアン医師の場合も、典型的だと言えるだろう。

人は輝きたいという欲求をもつ。自分が主役として試練を乗り越え、大きな達成を行うとき、人は自分が輝いていると感じる。ある調査によると、そうした人生のハイライトとでも言うべき瞬間がいつ訪れたか、を、日常的にゲームをする人に質問すると、「ゲームをしているときだった」と答えた人の割合が四分の一を超えたという。重度のゲーム依存となれば、その割合はもっと高くなるだろう。

『セカンドライフ』のようなヴァーチャル・ワールドは、完璧であることを一つの特徴とする。

自分が理想とする完璧な容姿をもったアバター（分身）たちが、そこには暮している。ハゲやデブやブスが蔓延（はびこ）るこの世とは違って、目の覚めるような美人やハンサムな男性、プロポーション抜群の娘たちばかりが、そこにはいる。誰もが俳優のようにカッコよく、素敵である。現実の不細工な妻や肥満体の夫とは違って、若さと美しさを備えた分身たちが、まるでハリウッドスターのように理想的な暮らしを営んでいる。病気になることも、老いて白髪になり、皺が増えることもない。そこは、永久に朽ちることのない楽園である。人々は愛想よく親切で、ふれあいを楽しもうとする。まさに、理想郷に暮らす理想の自分を実現することができる。

もう一つの特徴として、インターネット依存の人では、「報酬依存」が強い傾向が認められている。報酬依存とは、人格を構成する七つの因子の一つとして、クロニンジャーによって抽出された特性で、周りから認められたり賞賛されたりすることを求める傾向を意味する。つまり、承認欲求や賞賛への欲求が強い人がインターネット依存になりやすいと考えられる。

しかし、この点には異論がある。オンラインゲーム依存の人では、むしろ報酬依存が低いという研究結果もあり、脳レベルの研究でも同様の結果が出ている。つまり、他人の賞賛よりも自分が勝利を収めたり高いスコアを獲得するなど、ゲームの結果自体が一番の報酬となっているというのだ。

恐らく、オンラインゲーム依存の程度が進むと、そうした傾向が強まるのかもしれない。その一方で言えることは、SNSに依存する人やブログなどに熱中している人では、報酬依存が高い人が多いということだ。ゲーム自体に熱中するか、コミュニケーションに重きを置くかで、質的な違いがあるのだろう。

スカイプに依存する二十代の女性は、スカイプ友達を募集する掲示板で知り合った不特定多数の男性と会話を楽しむことに、はまっていた。彼女のケータイには、スカイプ友達のニックネームがずらっと並んだリストがあり、その中から、話したい男性に、おしゃべりを申し込む。相手の都合が悪かったり、返事がないと、次々と他の候補に申し込んでいく。ときには、新しい男性を掲示板で捜す場合もある。応じてくれた相手と、一日何時間もスカイプで話をして過ごす。

彼女の自己分析によると、現実の友達との関係では、いつも自分が話題の中心というわけにはいかない。聞き役や脇役に回ることの方が多い。しかしスカイプで知り合った男性は、彼女の話を何でも聞いて、心から共感してくれる。誰も自分のことなんか褒めてくれる人はいないが、スカイプで知り合った人は自分のことを褒めてくれる。

現実で満たされない承認欲求を、ネットでの関係で満たしているのである。認められたい、褒められたいという報酬依存が高い人ほど、はまりやすいと言える。

もちろん、中には、自分のことばかり話す相手もいる。その場合も、取捨選択が容易なところが、現実の人間関係と違って面倒くさくない。こちらが聞き役に回らないといけない人とは、次から話さない。下心がある人もいるが、付き合おうとは思わない。遠く離れた人が相手というこどもあるが、たまたま近くに住んでいるとわかっても、会いたいとは思わない。現実の自分を見られるのが怖いし、相手の現実を見るのも興ざめな気がする。

一方、インターネット・ゲーム依存を抑止する特性として、勤勉性が挙げられる。勤勉性の高い人では、自己コントロールが高く、他の依存症にも陥りにくい。小さな頃から勤勉性を養うことは、依存に対する抵抗力をつけることになるだろう。勤勉性とは、少ない報酬で努力する能力だと言える。幼い頃からゲームのような強い報酬を与えてしまうと、勤勉性の獲得が難しくなる。

関心と賞賛に飢えた現代人

忍耐や自己犠牲よりも、個性や自己実現に重きを置くなかで育ってきた現代人は、程度の差はあれ自己愛的な傾向を強めている。自己愛の特徴は、「自分を見て」という顕示欲求と、自分は人より勝った「特別な存在」でありたいという優越欲求である。そうした現代人は、常に自分に対する関心や賞賛を欲している。インターネットに多くの人が依存する一つの理由は、そこが情報の宝庫であり、あらゆる情報、刺激的なものも、便利なものも、役立つものも、ほとんどすべてが手に入るという点にあるだろうが、そうした受動的なメリットだけでなく、自分が発信し、それに対する反応が得られるという能動的、相互的なメリットが、その魅力を格段に高めている。ことに関心や賞賛を求める現代人にとって、自分のホームページをもち、ブログやツイッターで、全国、全世界の人に向けて自己表現をして、そこに共感的な反応や賞賛の言葉をもらえることは、大きな救いや喜びとなる。もちろん、そこには心ない中傷や非難で傷つけられる危険もひそんでいるが、サイトの公開性のレベルを調節することで、そうしたリスクも避けられるようになっている。

その代表は、フェイスブックであろう。匿名性によって無責任な攻撃が生じる危険を排除することで、安心して自己開示できる仕組みになっている。匿名性を大きな特徴としたインターネットの世界で、逆転の発想が、その難点を克服することにつながり、広く普及するに至っている。全世界のユーザー数は十三億人に達し、日本だけでも、二〇一四年九月の時点で二千二百万人となっている。

従来のインターネットのサイトと違い、悪質な中傷や嫌がらせということも起きにくくなり、万一起きた場合も、容易にアクセスをブロックすることができる。アクセスを許された「友だち」の間では、大抵フレンドリーで心地よいやりとりがなされる。友だちからの共感や賞賛の言葉に触れることは、傷つきやすい自己愛を支えるのに大いに役立っているに違いない。一言発言すれば、まるで痒いところに手が届くように、すぐさま多数の慰めやねぎらい、アドバイスが得られる。現実の人間関係では、そこまで自分に関心や共感を寄せてもらうということは、小さな子どもだったとき以来ないことだろう。家族や配偶者さえ、そこまで本人にかまってはくれない。そんな自分に多くの人が関心を注いでくれるということが、肥大気味の自己愛と冷淡な社会との間のギャップに傷ついている現代人にとって、何とも言えない心地よい癒しとなるのだろう。

それは、さらなる依存を生むことにもつながる。人々は常に友だちの反応をチェックし、そこに新たな共感や賞賛を見つけ出そうとする。現実の関係でしっかり支えられ、相談相手や慰めてくれる人がいる場合には、インターネットでの関係に癒しを得たとしても、それが現実の関係よりも優先されることにはなりにくいだろう。しかし、現実の関係で孤立を味わい、相談相手がいない場合には、そこに救いを見出し、より深く依存していくことになる。

フェイスブックの利点の一つは、かつて親しかったが、さまざまな事情で遠く離れて暮している人と、〝再会〟する機会を作り出すことだ。音信の途絶えていた旧友から連絡が舞い込み、近況を伝えあい、お互いの状況に対する共感を述べ合うことで、一旦断ち切れていた絆が甦り、現在の孤立感が癒せるだけでなく、過去とのつながりも取り戻すことになる。それは、その人の人生が全体性を獲得するのを助け、自分は一人切り離されているのではなく、多くの人とつながっているという感覚を取り戻させてくれる。

現代社会は、交通手段の発達やグローバル化により、極めて流動性を増している。それによって人間関係が途絶されるということも多いのだが、ソーシャル・コミュニケーションの発達は、そうしたデメリットを補うという役割を果たしつつある。

ただ、多くの人とつながり過ぎて、そのための維持に多大な時間を奪われ、その結果、現実の目の前の対人関係や家族との関係が疎かになってしまうと、それもまた本末転倒ということになる危険がある。

幼い頃の養育も影響する

日本で最初の大規模調査である寝屋川調査（２００５）から詳細な分析を行った魚住は、ゲーム依存に陥りやすい児童の特性として、①男子（三・五倍）、②早期（小学低学年以下）から開始（三・五倍）、③多動で落ち着きがない傾向（五・七倍）、④集団適応が苦手（二・五倍）、⑤偏食（四・二倍）、⑥幼い頃の愛情不足（三・七倍）、⑦いじめ、孤立（三・三倍）、⑧過保護な養育（二・八倍）を上げている（カッコ内は、相対的な危険度）。これらは、三千人あまりの中学生と保護者を対象とした調査で、統計学的に極めて強い関連を認めた項目である。

近年、香港で行われた調査でも、ほぼ同様の傾向が認められている。また、それによると、成績不振の子では、成績良好な子どもに比べて、約二・八倍依存しやすい。家族との関係も重要で、家庭内の葛藤が強いケースでは、良好な場合の三・四倍依存のリスクが増す。級友との関係も関与し、関係が悪いケースでは、ゲーム依存のリスクが約一・四倍となった。

また、韓国やヨーロッパなどの研究で、実の親との離別や家族の結びつきの弱さも、インターネット依存（オンラインゲーム依存も含む）のリスクを高めることが報告されている。

パーソナリティの土台を形成する要素として、近年注目されているのが愛着スタイルである。愛着は、幼い頃の養育者との間に形成される持続的な絆だが、それがどれだけ安定したものとして確立されるかが、その後の対人関係のもち方を左右するだけでなく、不安やストレスのレベルにも影響するとされる。すでに一歳半の時点で愛着スタイルの原型がつくられるが、十代後半頃までに、一つのスタイルとして完成を見る。つまり、愛着スタイルは、親との関係を強く反映すると同時に、他の対人関係、ことに親密な関係のもち方を左右するとされる。

アルコール依存症や薬物依存症では、不安定な愛着スタイルがみられやすいが、近年、インターネット依存と不安定な愛着の結びつきが、いくつもの研究で報告されている。見捨てられ不安が強く依存的な「不安型」の愛着スタイルも、親密な関係を避け感情を抑制する傾向の強い「回避型」の愛着スタイルも、いずれもインターネット依存や問題のある使用（不特定多数の異性と関係を求めるなど）のリスクを増すとされる。また、幼い頃の虐待や親との不安定な関係も、同様である。愛着を不安定にする要因として、虐待やネグレクト、親の不在、親との離別、支配的な養育とともに、親の離婚や不仲、きょうだいの不和、転居、イジメなども挙げられる。これらはいずれもインターネット、ゲーム依存の背景によく出くわす状況である。

逆に、親との安定した愛着は、子どものインターネット、ゲーム依存に、抑止的な効果を認めている。改善を図る上でもこの点が重要になる。詳しくは後の章で触れたい。

依存のタイプを診断する

ネットやゲームに何を求めるのかという動機は、その人の抱える課題だけでなく、特性を反映するので、依存の質を把握するうえで、とても重要だ。これまでのさまざまな研究により、依存的使用の動機や心理的背景はよく分析されている。インターネットやゲームに人々が求める要素を分類し、それに基づいて、次のようにタイプ分けすることができる。もちろん複数の要素が混じっていることも多い。

①スリルと興奮を求める新奇性探求型

多動傾向や衝動性が高く、強い刺激を求めるタイプである。この場合、アクションゲームやシューティングゲーム、アドベンチャー型のゲームを好み、ＡＤＨＤや関連する行動障害を伴いやすい。

②征服や達成感、完璧な自己像を求める自己愛型

征服し、達成感を高めることで自己有用感を味わおうとするタイプだ。高度なスキルや戦略、長時間の努力を必要とするＲＰＧ、ＲＴＳ（リアルタイムストラテジー）などを好み、高度な達成を成し遂げようとする。また、ネットの世界の〝サイバーセルフ〟に完璧な自己を演じさせようとする。

劣等感と優越感の同居したバランスの悪い自己愛を抱えていることが多い。自己愛性パーソナリティの傾向がみられる場合が多い。また、自閉症スペクトラムの人では、共感的な関わりよりも、力による支配や征服というわかりやすい関係を好む傾向があり、こうした追求にはまりやすい。先の眼科医アンドルー・ドアンの場合は、この要素が一番強いと言えるだろう。

③気分の改善を求める情緒不安定型

うつ状態や情緒的な不安定を解消しようとして、ゲームやネットに頼ろうとするケースも多い。このタイプでは、うつ状態や気分の起伏などの気分障害を抱えていることが多い。うつ状態の背景には、家庭的な要因や学校、職場での適応障害があることが多い。

④対人緊張や現実の葛藤から逃避する回避型

社会不安や対人緊張が強いタイプの人では、現実の対人関係は重荷になり苦痛である。対面的なコミュニケーションではない、アバターを介した関わりや、テキストによるコミュニケーションの方が楽だと感じ、そこでの交流に社会的満足を求めるケースも多い。

このタイプの人では、現実の葛藤に向き合うよりも逃避しようとする傾向が強く、消極的な避難場所として、ネットゲームやSNSなどを利用している。ネットの関係が現実の人間関係に発展することを、あまり好まない。ヴァーチャルな世界に性的な興奮を求めるのは、むしろ現実生活では性的な活動が抑制された回避型のタイプの人に多い。

こうしたケースでは、社会不安障害（社交不安障害）、対人恐怖症（視線恐怖、赤面恐怖、多汗症）、全般性不安障害、分離不安障害などの不安障害とともに、自閉症スペクトラムを抱えていることがしばしばだ。

⑤現実の葛藤からの救済を求める依存型

家庭や学校、職場に面白くない問題を抱え、ネットの世界に救済を求めるタイプで、しばしば③の情緒不安定型が同居する。自分で自分を支えられず、相談に乗ってくれ、アドバイスや支えを与えてくれる存在を見つけ出し、その人に頼ろうとする。女性に多く、ＳＮＳなど、ネットでの対人関係への依存が多い。

このタイプの場合、人に自ら相談したり、打ち明け話をしたりするのを好み、甘えられる相手を捜そうとする。当然、現実の人間関係にも発展しやすい。しかし、信頼できる存在に出会う幸運なケースよりも、性的、金銭的に搾取されるなどの被害に遭うことが少なくない。

第五章　蟻地獄の構造——万人がはまる合成麻薬

万人の福音か、大衆の麻薬か

かつて、コカインがヨーロッパで使われ始めた時、万人に幸福を与える薬として熱狂的な歓迎を受けた。進歩的な医者は、進んで治療に採り入れ、フロイトなども使用している。しかし、コカインには依存性があり、忌まわしい後遺症を生じることもわかり、麻薬とみなされるようになった。飲むだけで大きな歓びと安心感に包まれる薬も、キー操作一つでめくるめく興奮と癒しを味わえるシステムも、どちらも麻薬となり得る。労せずして大きな報酬が得られるものは、すべて麻薬になる条件を備えている。それが、いつでもどこでも容易に手に入るとき、もっとも危険な麻薬となる。

今日では、心地よさや満足感といった報酬を生じる行為は、どんな行為もすべて依存症になる危険性をもつと考えられている。しかし、その行為をする機会がない場合や、機会があっても報酬が手に入らない場合は、それが依存症に発展することはない。

行為の依存が、依存症に発展するためには、行為の機会が容易に得られ、かつ、報酬を得る経験を何度かすることが必要だ。前者の条件は、オンラインゲームやスマホの場合、二十四時間どこでもアクセスできることによって、最大限に満たされている。

それは、二十四時間、寝室でもスロットマシーンが利用できるラスベガスの特別室に暮すようなものだ。そのことを、多くの人は認識していない。いつでも一線を越えて身を持ち崩してしまう危険に、ほとんどすべての人がさらされている状況で、われわれは暮しているのである。

一方、報酬はますます刺激的に、多様になる。インターネットが提供する知的、社会的、情緒的、生理的興奮は、質においても量においても空前のものとなっている。それに一度触れてしまえば、〝感染〟したように取り憑かれてしまう。強烈な快感を生む仕掛けが、幾重にも施された麻薬のカクテルのようなものだ。しかも安価に、誰にでも提供されている。マルクスはかつて「宗教は、大衆の麻薬である」と言ったが、神も仏も信じない現代人が不幸や空虚を忘れるためには、この新しい麻薬が必要なのかもしれない。

この章では、めくるめく快感を生みだし、多くの人を〝浦島太郎〟にしてしまいかねない眩惑的な魔力の仕組みについてみていこう。

依存症になりやすいタイプのゲームとは

依存症になるリスクを左右する要因として、「どういうタイプのゲームでもっぱらプレイするか」も、かかわってくる。ゲームの構造的な特性や内容も重要なのである。

これまでの研究によれば、オフラインのゲームに比べて、オンラインのゲームはより依存性が強いことがわかっている。ある研究によると、コンソール型のゲームとオンラインゲームを比べると、不特定多数のプレイヤーが参加するオンラインゲームをする子どもでは、依存症になるリスクが約二・五倍、という結果が示されている。

オフラインのゲームがコカインや覚醒剤だとすると、オンラインのゲームはヘロインやモルヒネだと言える。オンラインゲームが、既存のコンソール型のゲームにとって代わるほどの勢いで成長拡大したことは、それが持つ強力な依存性を示している、と言えるだろう。

ゲームのジャンルは多岐にわたるが、その中でも、重度の依存に陥る人が多いジャンルとしては、次のようなものが代表的である。

FPS（first person shooter、一人称視点シューティング・ゲーム）　プレイヤーは戦闘者の視点になり、敵を倒し続けるゲームである。画面には視界に捉えられるものだけが映し出され、戦闘者自身の姿や背後の状況は見えない。そのため、敵がどこから襲い掛かってくるかわからず、プレイヤーはスリリングな状況に置かれる。このタイプの代表的なものが『ドゥーム』である。コロンバイン高校銃乱射事件の犯人も、熱中していたことで知られる。近年のヒット作としては、『ヘイロー』や『コールオブデューティ』『バトルフィールド』シリーズなどがある。

RTS（real-time strategy、リアルタイムストラテジー）　このタイプは、プレイヤー自身が闘うというよりも、プレイヤーが指揮官として、現場で戦う兵士たちに、戦略や作戦に基づいて、指示を与え、闘わせるという形式のものである。『アート・オブ・ウォー』が最初のRTSとされる。

MMORPG　RPG（role-playing game）とは、プレイヤーが登場人物のキャラクターとなって、探検したり、モンスターと闘ったりしながらレベルアップするものである。MMORPG（massively multiplayer online RPG）とは、オンラインゲーム版のRPGで、不特定多数の人が同時に参加することができる。オンラインゲームの中でもっとも主要なジャンルとなっており、ある調査によると、オンラインゲームを愛好する人の四六%がこのタイプのゲームを主にプレイしている。

このタイプのゲームには、ゲームが持ちうるあらゆる要素が盛り込まれている。特定のシナリオのもとで、自らのペルソナであるアバター（分身）を介してロール・プレイを行う要素、シューティング・ゲームやファイティング・ゲームのようなスキルと反応速度を競う要素、与えられた条件のもと、戦略を練り、ミッションを遂行するシミュレーション・ゲーム、ストラテジー・ゲームの要素、キャラクターを育て、レベルアップし、より高度なチャレンジを乗り越えていく成長物語としての要素、チームのメンバーとコミュニケーションをとりながら、協力してモンスターを倒したり、協同作戦を行うソーシャル・ゲームとしての要素、それらすべてが採り入れられ、しかも、常にアップデートされることで新たな刺激やインセンティブが与えられ続けるように工夫されている。

メジャーなゲームでは、数週間という短いスパンで、かなり大きなアップデートが施されるのが普通である。同じゲームをやり続けても、従来型のゲームソフトのように、飽きが来にくい仕組みになっている。

オンラインゲームの基本構造

代表的なオンラインゲームの一つ『ワールド　オブ　ウォークラフト』で、その基本構造をもう少し詳しく見てみよう。『ワールド　オブ　ウォークラフト』は、前記のＲＴＳとＭＭＯＲＰＧを兼ね備えており、世界最大の登録ユーザー数を誇るオンラインゲームだ。ギネス認定も受けたその数は、一千二百万人に達するとも言われる。二〇一四年現在でも、約七百万人のユーザーがプレイをしている。男性だけでなく女性にも、また若い人だけでなくシニア世代にもユーザーは広がっている。

ただし、何百万人もの人が一つのゲーム空間でゲームに参加しているわけではない。実際には、各サーバーコンピューターに数千人の登録者が割り当てられ、サーバーコンピューターごとにゲーム空間が併存することになる。こうした状態を平行世界（パラレルワールド）と呼んでいるが、それはある意味、修辞的な表現であり、むしろ技術上、管理上の制約によるものである。何百万人もの人が同時にプレイできるゲーム空間を、一台のサーバーコンピューター上に実現しようとすると、途方もないスーパーコンピューターが必要になってしまうからだ。

参加者は二つの陣営に明確に分けられ、両陣営は永久に戦いを続ける。参加者は世界を探検しながら、与えられたクエスト（探求目標）に従って、別の場所に移動したり宝物を探したりする。その間、モンスターに遭遇すると、闘わねばならない。クエストを達成するとレベルが上がり、次のクエストが与えられることになる。

こうしたRPGの通常の遊び方のほかに、参加者同士の対戦も行なえる。たとえば、PvP（player versus player）というカテゴリーを選び、敵陣営の参加者と遭遇すると、実戦と同じように予測のつかない偶発的な戦闘が次々と起きることになる。参加者は、単独でもチームを組んでもプレイをすることができるが、チームプレイが必要なクエストもあり、必然的にMMORPGの醍醐味へと引きずり込まれていく。同じチームの仲間同士が、〝戦友〟のような連帯感を育むこともある。仲間の一員であることに自分の居場所を見出し、周囲から活躍が認められることに、自らの存在価値を味わう人もいる。

プレイヤー同士が対戦する対戦型のゲームでは、画面の上で動いているのはキャラクターだが、それを背後で操っているのは別のプレイヤーだ。味方同士はチャットやスカイプで交信することもできるが、敵方とは一切交信ができない。まったく顔の見えない相手と闘うわけだ。操っているのがコンピューターではなく人間だ、という思いが、特別な感情を掻き立てる。競争心や闘争本能に火をつけられ、やられたくない、やっつけたいという気持ちが倍加する。

その状況は、実際に拳をふるって闘っているときの気持ちに何ら劣らない。やるかやられるかという恐怖と敵を打ちのめそうとする激しい敵意、我を忘れた興奮にとらわれ、無我夢中で銃弾を撃ち、ナイフをふるう。ついに敵を倒し、勝負に勝利を収めることによる快感も大きいが、負けた時の悔しさや怒りや落ち込みも強烈になる。まるで自分の分身や部下が殺されたかのように悲憤慷慨し、憎しみさえも湧き起る。戦いに勝てば自分のランキングは上がるが、負ければランキングは下がる。

対戦型のゲームでは、作戦に従って何人ものキャラクターを使いこなしながら闘うこともあるし、チームを組んで、力を合わせながら敵に立ち向かうこともある。敵の動きは見えない部分もあり、相手がどういう作戦で襲い掛かってくるのかは未知数である。実戦と同じように一寸先は闇の、死と背中合わせの状況で、相手を殺すか、自分が殺されるか、決着がつくまで闘い続けねばならないのだ。

勝負に敗れれば、その悔しさから、戦闘シーンのリプレイを見て相手の作戦や行動パターンを研究し、それに対処する方法を編み出そうとする。もっと強くなるために、レベルを上げ、強力な武器を手に入れようとする。そのためには、さらに多くの時間をゲームに費やさねばならない。こうしてどんどんゲームにのめり込んでいくことになる。負けん気が強く、研究熱心な人ほど、はまることになる。

人間の基本的欲求を満たしてしまう

このように、オンラインゲームには、多くの人を惹きつけ、熱中させ、飽きさせない、さまざまな要素が備わっている。達成や上達の喜びだけでなく、周囲からの賞賛や所属の欲求を満たし、コミュニケーションを楽しむこともできるというソーシャルな要素が、従来のゲームからさらに「進化」した最大のポイントだろう。

ログインするだけで、チームのメンバーから受け入れられ、歓迎され、必要とされ、活躍すれば賞賛される。外の世界では、ことはそう簡単には運ばない。また、その連帯感がゲームの魅力をさらに強力なものとすると同時に一つの枷（かせ）としても機能し、抜けられないように縛り合う仕組みともなっている。

心理学者のアブラハム・マズローは、人間の根源的な欲求を、

①生理的欲求
②安全の欲求
③愛と所属の欲求
④承認欲求
⑤自己実現の欲求

の五つのレベルに分けた。

愛と所属の欲求は、他者から受け入れられたいと望む欲求である。一方、承認欲求とは、集団から自分の価値を認められることを求める欲求である。さらに自分の可能性を生かし、役立てるとき、自己実現の欲求を満たすことができる。

確かに、ゲームはスリルと興奮に満ちている。だがそれだけでは、生活を破壊し人生を棒に振るまでのめり込む理由を説明できない。それはゲームが満たす欲求の一部に過ぎない。実際には、人間が持つもっと根源的な欲求が幅広く代償的に満たされてしまうがゆえに、やめられ

ないのである。

インターネット・ゲームからプレイヤーが得ている満足は、次の三つの要素に還元できるだろう。

①非日常的な興奮や昂揚感を味わい、現実の厭なことから逃避する（生理的欲求、安全の欲求）。

②仲間たちと気軽な会話を楽しみ、つながりを感じ、仲間から認められる（所属の欲求、承認の欲求）。

③技術やレベルを上げたり、戦果を挙げることで、達成感や自己効力感を味わう（自己実現の欲求）。

①は、不快なことを避け、楽しいことを求めるという報酬の短絡化であり、快・不快の原理という生理的な欲求に支配されることである。つまり、依存症本体の部分だと言える。

しかし、それだけではない。依存症レベルにまで至るケースでは、うまく適応できない現実からの逃避、という側面を必ず持つ。彼らがその行為に溺れるのは、その行為が心底楽しいからではない。現実の生活において安全を脅かされたと感じ、ゲームやネットの世界に避難場所を求めざるを得ないのである。

この事実は、依存状態からの回復を考えるときに、とても重要な示唆をわれわれに与える。

その点については、また後の章で触れることにしよう。

また、ゲームの世界では、社会的な関係が成立し、非日常的なレベルで行動を共にする〝戦友〟として、助け合い、認められる体験をすることによって、所属の欲求だけでなく承認欲求さえも満たされてしまう（②）。
③では、自分の可能性を追求し、レベルを上げ、万能で理想的な存在であるサイバーセルフを実現することによって、自己実現の欲求を満たすことができる。
このように、依存状態にあるプレイヤーは、生理的欲求や安全の欲求から始まって、社会的欲求や自己実現の欲求を、代償的な形でとはいえ満たしているのである。インターネット・ゲームの世界では、マズローが唱えた基本的欲求が、かなり高度に満たされてしまうのだ。それが従来型のテレビゲームとは、まったく違う点だと言える。

現実生活において安全への欲求や、社会的欲求、自己実現への欲求が満たされない人が依存に陥りやすいのは、必然的なことだと言える。

ただ問題は、そうして得られる基本的欲求の満足が、どれ一つとして本来の満足ではなく、幻の満足だということだ。そこで得られる安全感も、社会的な満足も、自己実現も、現実世界の満足にはつながらない。

ゲームの世界に心酔した青年が、もっとエキサイティングなゲームを自ら作って商品化したり、プロゲーマーとして活躍することができれば、ゲームは彼にとって自己実現の道具となり得る。ゲームの世界に閉じ込められるのではなく、外の現実において、自己実現を成し遂げることができる。だが、多くの人は、ゲームの世界に閉じ込められてしまう。もともと出口が用意されていない世界ゆえに、出口を見出すのは容易ではない。

嗜癖をつくる「効果の法則」

先にも述べたように、心地よさをもたらす行為は、すべて依存症を生む可能性がある。そもそもあらゆる生き物は、ある行為の結果として心地よい体験をすると、知らず知らずその行為を繰り返そうとする。心地よい結果を生む行動は増え、不快な結果を生む行動は減る。それが、行動心理学の根本原理である「効果の法則」である。

これを脳のレベルでみてみると、その行為と心地よい結果を結びつける回路が、脳の中にできる、ということだ。つまり学習が起きる。脳は、一度ある行為が心地よい結果をもたらすと学習すると、知らず知らずその行為を繰り返そうとする衝動にとらえられる。その行為を繰り返すたびに、また心地よい結果が与えられれば、さらにその回路は強化され、その行為を繰り返さないではいられなくなる。

効果の法則によって、好ましい結果を生む行動を学習していくのが、オペラント条件付けとも、強化学習とも呼ばれるものだ。

オペラント条件付けには、心地よい結果（報酬）によってその行為を強化する「正の強化」と、不快な罰を免れることによってその行為を強化する「負の強化」がある。

インターネットで得られる楽しみや興奮は、ネットをすることに正の強化として働く。ゲームでプレイをしてモンスターを倒せば、レベルアップしたりアイテムが獲得できる、という構造も、この正の強化と呼ばれる仕掛けである。

回避する快楽と負の強化

一方、負の強化も依存形成に一役買う。たとえば、人に会って話したり、電話をするのが苦手な人がいたとしよう。その人がメールを始め、緊張せずに自分の気持ちを伝えられる体験をした、としよう。そのとき、その人の脳の中では、メールをするという行為と、不快な体験が避けられたという結果が結び付けられる。その結果、人に会って話したり、電話をしたりすることよりも、メールをするという行為が強化される。そうした強化が繰り返し行われれば、いつのまにか、直接顔を合わせたり、電話で話したりする行動は減り、もっぱらメールでやり取りするようになる。

インターネット、ゲーム、ケータイ、スマホといった通信情報媒体への依存に共通するのは、対面式のコミュニケーションを避けるという点である。テキスト（文面）を中心にやり取りすることが多い。対人緊張の強い人や、社会的場面が苦手な人にとって、それらの媒体は「直接の対人関係という苦痛を避けられる」という負の強化として働く。

負の強化を受けることで、一層対面的なコミュニケーションを避ける傾向が強まり、これらのメディアに、いつのまにか依存するようになる。新しい通信情報媒体から得られる楽しみといった正の強化だけでなく、直接の対人的接触に伴うストレスや不快さを避けられるという負の強化も、情報メディア・ツールへの依存を生んでいる。

アバター（分身）とサイバーセルフ

オンラインゲームを魅惑的なものにする上で役立っている仕掛けの一つは、「アバター」である。自分の分身を作り、そのアバターを通して活動するのだ。アバターは、性別や年齢も含めて、自由に選ぶことができ、ルックスや服装も、好みに合わせてカスタマイズできる。新しい名前と外見と特性をもつ新たな存在として振る舞うことができる。

現実から逃避したい人にとって、この仕掛けは麻薬的な魅力をもつ。別人になることは、解放であり快感である。現実の制約に縛られ、息苦しい思いをしている人ほど、新しい〝ペルソナ〟を手に入れ、それに一体化することがえも言われぬ救いとなる。

インターネットやインターネット・ゲームに依存している人では、現実の自分とネットの世界の自分であるサイバーセルフを比べた場合、サイバーセルフの方が優れた存在で、他の人からも受け入れられている、と感じている。

ジェームズ・キャメロン監督の映画『アバター』では、パンドラ星の先住民族ナヴィに接近し希少金属を手に入れるため、神経をリンクさせた身代わりの肉体アバターを、操作員が眠りながら操る。操作員の役に担ぎ出されたのが、今では下半身不随となった元海兵隊員のジェイクである。彼は治療費欲しさに、ナヴィ族を欺いて情報を手に入れるという仕事を引き受ける。ところが、アバターとなってナヴィ族の一員として何カ月も過ごすうちに、彼は次第に自分が何者か、元々何をしようとしていたのかがわからなくなる。いつのまにかジェイクは、狡猾な地球人よりも純粋な先住民族ナヴィを愛するようになっていたのだ。地球人がナヴィ族の森を破壊しようとしたとき、ジェイクは、治療費をもらって地球に帰還するという現実的な選択ではなく、ナヴィ族の一員として闘おうとする。

ジェイクのように、サイバーセルフの方が真実の自分であり、現実の自分は現実感を失っていく、ということは実際にも起きる。

仮想セックスにはまる人々

先にも触れた『セカンドライフ』には、激しい戦闘や競争はない。そこでは、今も百万人もの参加者が「ふつうに」暮している。通常の世界と違うとすれば、まずそこの住人が現実世界の住人よりもずっと人懐っこく、会話や交わりを楽しもうとすることである。気が合えば、恋愛に発展することもあるし、結婚することもある。

その間に介在する行為が、セックスだ。もちろんプラトニックな精神的な結びつきを求め、ヴァーチャルな世界においてまでセックスすることを望まない人もいる。一方で、ヴァーチャルな世界においてもセックスしたいという欲望をもつ人は多い。望めば、気に入った異性と〝セックス〟することもできる。ただし、そのためには、「仮想生殖器（ジェニタリア）」を購入し、もちろん相手が同意する必要がある。

そうしたカップルのために、街にはラブホテルがあり、そこで相手と二人っきりになり、「セックス・ベッド」料金を払うと、ヴァーチャル・セックスを楽しむこともできる。ヴァーチャル・セックスでは、体位を次々と変えた本格的なセックスもＯＫだ。

風俗産業も活況で、その名も「赤線地帯（レッドライト・ディストリクト）」と呼ばれる地区に踏み入ると、ストリップ劇場や同伴喫茶があり、料金さえ払えば、お気に入りのストリッパーや売春婦を連れ出して、ヴァーチャル・セックスを楽しむことができる。そのエスコートサービス料は、二十リンデンドル程度とリーズナブルに抑えられている。彼女たちは、実際に「声」でサービスしてくれる場合もあるが、チャットだけで肉声は聞けない場合もある。その場合は、美しい女性のアバターを操っているのが男だとしても見分けようがない。そうした場合も多いという。

にもかかわらず、仮想セックスにはまると、それは実際のセックス以上の魔力をもつようになるようだ。しかも、HIVや性病に感染したり、妊娠したりする危険もない。何歳だろうが、インポテンスなどの興ざめな事態を心配せずに、若い男女のように激しいセックスをすることができる。若い人でも、実際のセックスは緊張して荷が重いと感じる人も、分身という仮面を借りれば、もっと気楽に愛の交歓を楽しむことができる。アバターの肉体は完璧であり、現実の人間のように、黒子があったり傷があったりすることもない。体臭や痛みのために不快な思いをすることもない。顔が見えずに声だけがすることで、かえって想像を掻き立てられ、興奮を誘う面もある。

セックスの先には、子作りがある。料金さえ払えば妊娠することができる。その場合、どんな子どもを欲しいかは、多数の選択肢の中から、自分達でチョイスすることができる。オーダーメイドの理想の子どもが手に入るのだ。愛し合うようになり、家庭をもちたいと望んだカップルだけでなく、子どもを持つことを諦めている人にも人気があるという。現実の家庭を営みながら、ヴァーチャルな世界では別の家庭をもち、子どももいる、という状況がごく普通に生じている。

ユーザーの一五％は、四十五歳以上の中高年だという。まさにセカンドライフを、ヴァーチャルの中に実現していると言える。しかし、六割近くを占める、二十五歳から四十四歳までの生殖年齢真っ盛りの男女が、月平均五十時間以上をヴァーチャルのセカンドライフに費やしている。四十五歳以上の年齢層の使用時間は、月およそ六十八時間にも上っている。男女比は、男性の七に対し、女性は三といったところだが、使用時間は女性の方が約一・七倍と長く、実質的な使用時間の比率は均衡している（二〇〇八年一月）。

儚(はかな)い絆の側面も

仮想の世界には、儚さがつきまとう。〝戦友〟のような強い結びつきも、恋人や夫婦のような熱い絆も、恒常性や持続性に欠け、移ろいやすい。現実の関係のように錯覚してしまう人は、相手に執着してトラブルになったり、突然関係が中断して混乱したりする。相手が「飽きた」と思ってログインすることをやめれば、それで関係は途絶えてしまう。

中には、パートナーが急に姿を見せなくなり、現実の友達や恋人を失ったように、うつ状態になってしまう人もいる。だが、多くの人は、出入り自由な、クールで、その場だけの関係をむしろ気軽だと感じ、現実の関係とは切り離して考えている。それが現実でないがゆえに、ドラマチックな役柄にも、親切なとてもいい人にもなれるが、それを現実の自分に期待されると興ざめなのである。

世界そのものがなくなってしまうこともある。ゲームの運営会社が、経営上の都合などでゲームを打ち切ってしまう場合だ。何年もそこで過ごし、成長し、キャラクターを育ててきた参加者は、すべてを失うことになる。まるで世界が、そこで暮した「人生」とともに痕跡も残さず蒸発してしまう。それはゲームの参加者にとって、もっともショッキングな出来事である。

ある日、一人の若者が意気消沈して現れた。聞くと、この二年程熱中していたゲームが打ち切りになったのだという。その少し前にも、彼の愛好するマンガが突如、連載打ち切りとなりショックを受けていたので、ダブルショックといった様子であった。彼にとって、そのゲームでベストテンのランキングに入るほどの腕前を発揮できることが、自己存在証明に近い意味を持っていた。

対戦式のゲームや競技の腕前を競うゲームでも、ゲームの提供を打ち切られることは、ユーザーにとって悲しい体験である。それまで自分が磨いてきた腕前が、もはや発揮する場所を失うことになる。これまでの対戦記録やランキングも、もはや意味をもたないものとなってしまう。それはちょうど、レスリングやソフトボールの選手が、オリンピック種目から自分の競技を削られてしまうどころか、競技種目自体がこの世から消えてなくなってしまうようなものだからである。

「変率強化」が生む無間地獄

人間がその行動をするのは、その行動によって得られる報酬を求めるからだというのが、常識的な理解である。しかし、パチンコ依存の人では、一年間平均およそ百五十万円負けるのに、パチンコがやめられない。ゲームもまた、本来気晴らしやリフレッシュメントのはずなのに、ゲーム依存の人ではゲームを優先するあまり、本業である学業や仕事ができなくなり、家族とのいざこざや家庭の破綻を招いてしまうことも珍しくない。うつ状態になり自殺する人もいる。リフレッシュメントどころではない。

第三者的に考えれば、得られる報酬よりもはるかに大きなものを失っているとしか思えない。第二章で触れた「報酬系の倒錯」が起きているのだ。

これを正確に理解するためには、その行為によって得ようとする報酬が、最初の報酬とは違ってきている点に着目する必要がある。つまり、最初の段階では、パチンコで大当たりし、景品（これ目当ての人は少ないだろうが）やお金を得られるということが報酬であった。ところが、一旦依存症が出来あがってしまうと、勝とうが負けようが兎に角やり続けたいと思う。つまり行為自体が目的化し、行為を繰り返すこと自体が報酬となっている。

ゲーム依存でも同じだ。最初は、レベルを上げ、画面をクリアし、ラスボス（最終ステージに登場する最強のモンスター）を倒し、達成感を得ることが報酬になる。しかし、ゲーム依存が進んでくると、そうした達成感も最初ほど刺激的なわけではない。同じことの繰り返しだ、という気持ちもどこかにある。だが、やめることはできず、一度すべてクリアしたゲームを繰り返しやり続けてしまう。つまり、ゲームをやること自体が目的化している。その行為を繰り返すことが報酬になっている。それが、依存症の本質だ。

こうした無間円環地獄を生むのに、一役買っているのが、行動心理学で「変率強化」と呼ばれるオペラント条件付けの方法である。変率強化とは、報酬（ご褒美）がもらえるかどうかが、いつも一定しない状況におくことにより、その行動を強化する方法である。たとえば、部下が同じような業績を上げても、いつも同じ対応はせず、ボーナスがもらえたり、逆に叱られたりするような状況におくことだ。

強い心理的な支配が起きるのは、むしろ不安や期待が高まった状況においてだ。実際、マインドコントロールを行おうとする場合には、意図的に「正解」を替え、コントロールされる側の不安を高める。あるときには、「その通りだ」と褒められたことを、その次に言ったりしたりしても、今度は「まったくダメだ」と全否定され、怒鳴られるのだ。それが正しいかどうかではなく、コントロールする側の意向に叶うかどうかだけに、関心を向けさせようとする。それだけではない。そのような状況では、たまに褒められることが、途方もない報酬になる。それによって心理的な支配と従属が作り上げられていく。

スロットマシーンやパチンコも、変率強化として働く。最初の千円だけで五万円勝つこともあるが、同じ千円をつぎ込んでもたちまちなくなってしまい、さらにつぎ込み続けて五万円負けることもある。動物であれば、そうした強化を受けても効果が徹底せず、その遊びに強く惹きつけられることはないだろう。それよりも、いつも一定の餌をもらえることの方を好む。

ところが、人間は違う。ご褒美が変動する状況の方に、強く惹きつけられやすいのだ。褒美がもらえるかもしれないという期待と、それが裏切られるかもしれないという不安の間で揺れることが、むしろ行為への依存を生み、ついには報酬に関係なく、その行為を繰り返すこと自体が目的になり、病みつきとなるのだ。定率強化の場合には、報酬が与えられなくなると、その行動は次第に消去されていきやすい。一方、変率強化によってオペラント条件付けができあがると、報酬に関係なくその行動を求めようとする。

パチンコやスロットマシーンにはまると、勝ち負けなど関係なく、とにかく賭けつづけたくなるのも、人生を犠牲にしてでもオンラインゲームを続けてしまうのも、その行為自体が報酬となってしまうことによる。

ただ、この変率強化という仕組みそのものは、悪いことにばかり使われるわけではない。実際の躾や指導においても、定率強化が行われることはあまりないし、もしそうした方法でやっていると、報酬がもらえなくなったとき、その行為が容易に消去されてしまいやすい。つまり、勉強したらご褒美を上げるという方法をいつもいつもやっていると、ご褒美がもらえなくなったとき、やらなくなってしまいやすいのだ。

むしろ、ご褒美がたまにもらえる方が、報酬に関係なく、勉強をするようになる可能性があるということだ。

メール・チェックはスロットマシーンに似る

パチンコやスロットマシーンは、まさに「確率変動」させることで変率強化を行い、依存を強めさせるのだが、意外なものに、同じようなメカニズムが働いている。その一つが、メールである。

メールやブログの書き込みを絶えずチェックしないといられないという人は多いだろう。『ヴァーチャル依存（Virtual Addiction）』の著者で、心理学者のデビッド・グリーンフィールドによれば、メールをチェックする行動は変率強化となっている、という。

メールやブログへの反応をチェックする状況は、返信や書き込みといった報酬が常に変動することで不安を感じやすい神経質な状況に置かれることである。さらに、いつ返信や書き込みがおこなわれるかわからないため、なおさら不安になりやすい。こうした不安を鎮めるために、確認行為が誘発されやすくなる。

こうした状況で、嬉しい返信や心地よいコメントを期待して必要以上にチェックを繰り返すのは、勝つかもしれないが負けるかもしれないという不安定な結果にもかかわらず、幸運を求めてスロットに通い続けてしまうのと、似た構造をもつわけだ。そして、その変動する確率ゆえに、人はその行為にはまってしまう。

浦島太郎を生むエンドレスの構造

サッカーなら九十分で試合は終わる。どんなにおもしろい映画も、二時間もすればジ・エンドだ。長編小説も、数日わくわくした時間を過ごすと終わりを迎える。だが、今何百万人、何千万人もの人が熱中しているインターネット・ゲームには終わりがない。この世界と同じように別の世界がそこにあって、無限にさまざまな出来事が起き、際限なく戦いや物語が続いていく。それは、遊びというよりも、もう一つの世界を生きることに等しい。

通常の遊びには、これで終わりというルールが設定されている。ゲームでも対戦型のアクション・ゲームやレーシング・ゲームでは、制限時間や闘いのルールがあり、勝ち負けが決まれば、それでゲームオーバーになる。

だが、MMORPGが登場したことで、ゲームはエンドレスになった。かつては、遊びは遊び時間だけの行為だったが、ＭＭＯＲＰＧの登場は、絶え間なく存在し続けるもう一つの世界を、そこに生みだしたのだ。

催眠をかけた場合、もっとも大事なのは、催眠に導入する操作より、催眠から覚まさせて現実に戻らせる操作である。素人が催眠術に手を染める危険は、催眠導入ができても、催眠から覚醒させる操作が不十分になり、最悪の場合、軽い催眠状態が慢性的に残るということが起きてしまう。そうした点に注意していても、催眠を繰り返しかけられていると、被暗示性が亢進し、軽度な刺激で解離状態が起きやすくなり、解離が残存しやすくなる。それが、催眠という治療手段が、まともな医療としては放棄された理由でもある。

終わりなきゲームの世界に導入され、そこにどっぷりつかってしまうことは、催眠をかけられたまま放置された状況に似ている。時間とともにその余韻は薄らぐが、また時をおかずにヴァーチャルな世界に戻れば、それは催眠をかけっぱなしにする行為を繰り返しているのとほとんど変わらない。

小説やマンガでさえも、数日間その世界に浸かって過ごすと、読んでいる間はその世界に暮しているような感覚になる。はるかにリアリティがあり、情報量が圧倒的に多いゲームとなると、その影響はほとんど現実の体験と変わらなくなる。しかも、彼らはそこで現実の世界では到底味わえないような英雄的な行為を行い、困難な任務を遂行し、大きな達成感を味わっている。チームメイトと力を合わせて敵やモンスターを倒し、まるで戦場にいる戦友同士のように連帯感を味わいながら、武器を操る技術に対して賞賛を受ける。現実の方が退屈で、ヴァーチャルな世界の方が目の覚めるような現実であるかのように感じられたとしても、仕方はないだろう。だがそれは、現実に戻ることを忘れてしまった浦島太郎を生み出すことになる。

負け組の麻薬とならないために

アメリカのノースカロライナ州で、興味深い実験が行われた。一年半の間、個別に飼育していたサルを集団にしたとき、どういう変化が起きるかを、行動だけでなく脳内の変化についても調べたのだ。

三カ月もすると、サルの間ではヒエラルヒー（階級）が生まれた。上位のサルはより攻撃的で、より頻繁に毛づくろいを受け、かしずかれる一方で、下位のサルはより服従的で、攻撃にも逆らわず、一人で過ごす時間が増えた。

PETを用いて、脳内のドーパミンD_2受容体の線条体での分布密度を調べると、最上位のサルでは、下位のサルよりも二〇％も高く、個別に飼われていた頃と比べると、二二％も増加していた。つまり社会集団の中で優位なランクを得ることは、脳の分子レベルの構造を変化させていたのである。

線条体でのドーパミンD_2受容体の数は快感の得やすさを左右し、ドーパミン受容体の数が少ないと、ドーパミンの放出を促進する行為にのめり込みやすい。落ち着きなく動き回り、新奇なものに引き寄せられ、衝動的に行動するようになり、薬物やアルコールにも依存しやすい。実際、コカインを自分で好きなだけ摂取できる装置を群れの間に設置すると、下位のサルほどコカインを頻回にとるようになる。上位のサルは、それほど依存しないのである。

依存することによってダウンレギュレーションが起き、受容体はさらに数を減らしてしまう。生活の中で味わう歓びや意欲はさらに低下することになる。

サルに起きた状況は、人に起きているインターネット・ゲーム依存の状況と皮肉なほど似ている。イジメを受けたり、学業で躓いたり、社会生活に困難を抱えた人たちほど、インターネット・ゲームに依存しやすく、依存することによって、さらに不適応を強めてしまう。

ある研究によると、現実の生活で達成感を味わえない人がゲームに達成感を求めようとするとき、依存や過剰使用など問題のある使用につながりやすい。現実で得られない、人との関わりをゲームの世界に求めてしまう場合や、現実の自分が厭でゲームの世界で別の存在になろうとする場合も同じだ。現実で得られないものをゲームに求めようとすると、それは危険な使用につながっていきやすい。

インターネット・ゲームが負け組の麻薬となり、敗者復活をさらに困難にしてしまうとしたら、それは二重の悲劇である。

しかし、依存の前には勝ち組さえ安泰とはいえない。先ほどのサルの実験の続報によれば、上位だったサルも、コカインに徐々に依存するうちに、ドーパミンD_2受容体の数（密度）が減っていき、ついには下位のサルと変わらないレベルにまで下がってしまった。そして、行動もかつての権勢を失っていったのである。人間の世界においても、依存は元エリートや元優等生を、見る影もない姿に変えてしまうかもしれないのだ。

第六章　ネット、ゲーム依存症を予防する

インターネット・ゲーム依存が深刻な東アジア

インターネット依存症（インターネット・ゲーム依存を含む）の若者の有病率は、世界的に上昇傾向にあるが、国によってかなりバラツキがある。最近行われた調査に限ってみても、ドイツの三・二％（十四歳〜十七歳を対象、二〇一四）から、韓国の一二・四％（九歳〜十九歳、二〇一〇）まで大きな差が認められる。

二〇一三年に日本の中高生を対象に行われた厚生労働省研究班による実態調査で、インターネット依存が強く疑われるとされたのは、八・一％であった。アメリカ、中国、シンガポールなどの調査でも、八％台の有病率が報告されている。

二〇一四年八月に、中国新聞社が行った北京の青少年を対象にした調査では、毎日インターネットを三時間以上接続する子どもは四割を超え、一五％は五時間以上に及ぶ、と答えた。二

○一三年に、中国インターネット情報センターがまとめた報告書によると、青少年ユーザーだけで二億五千万人を超えている。インターネットの利用の目的として、ゲームと動画、音楽鑑賞が多かったが、約九割の子どもがオンラインゲームをし、三五％の子どもが過剰使用気味であった。

有病率が高いのは、韓国を筆頭に、中国、日本などの東アジア地域とアメリカおよびイギリス、ノルウェイなどヨーロッパの一部地域である。同じヨーロッパでも、ドイツやオランダでは、三％台と低めの数値が報告されている。

一般に、インターネットがよく普及している国ほど、またゲームに対して寛容な国ほど、インターネット・ゲーム依存をはじめとする、ゲーム、ネット依存の問題が深刻とされる。インターネットの普及に国としての命運をかけ整備に力を注いだ韓国や、かつてはゲーム産業のメッカであり、お家芸としていた日本をはじめ、東アジア地域で問題が深刻となっている。

ネット依存と闘う韓国

韓国は、一九九七年に起きたアジア通貨危機で国家経済が破綻状態となり、その立て直しのために、インターネットのインフラ整備を国是として取りくんだ。その甲斐あって、その後の経済復興を成し遂げ、ＩＴや家電などの分野では日本を抜き去った。また、韓国は今や日本に代わるゲーム大国であり、オンラインゲームでは、中国と並んで世界的なシェアを誇っている。

だが、その思わぬ副産物が、インターネット・ゲーム依存の深刻な問題である。

ネットゲームに熱中するあまり、疲労困憊による急性心不全や、エコノミークラス症候群とも言われる肺塞栓症などで死者が相次ぎ、二〇〇五年には年間十名も死亡している。インターネット依存症の有病率は、二〇〇四年の調査では、青少年層（九歳～十九歳）の二〇・四％、一般人口（九歳～三十九歳）でも一四・六％に達していた。百万人から二百万人が「廃人」と呼ばれるインターネット・ゲーム依存患者だと推定されたのである。こうした状況に対して、二〇〇九年五月女性家族部は、インターネット依存に対する「宣戦布告」を行い、政府を挙げて防止と治療に取り組み始めた。

毎年全国レベルの実態調査が実施され、リスクグループの発見、確認が行われている。予防のための教育プログラムや治療マニュアルの開発も進められ、認知行動療法や動機づけ面接法を中心とする治療が行われている。家族療法やレスキュー・スクールと呼ばれる教育キャンプも盛んである。ケースによっては、入院治療も積極的に行なわれる。インターネット依存症（その中心はインターネット・ゲーム依存症）と診断されたケースの二四％が入院治療を受けたことがあるという。

さらに二〇一一年から、十六歳未満の児童に対して、深夜零時から朝六時までインターネット・ゲームへのアクセスを規制している。こうした姿勢と取り組みによって、韓国のインターネット依存症の有病率は低下傾向にある。

一方、ゲームを提供する企業側も、ようやく対策に乗り出した。『ワールド　オブ　ウォークラフト』では、「休息」モードを導入し、続けてプレイするよりも休息をいれることで、より効率的にレベルアップできる仕組みを採用している。つまり、ほどよくプレイをした方が短時間で強くなれることになる。これによって、ぶっ通しでゲームをプレイするのを防ごうというのだ。

歴史的トラウマを抱える中国

今や、世界最大のゲーム生産国となっているのが、「世界の工場」中国である。その市場規模は、中国国内だけで百億ドル（一兆円）を超す。しかし同時に、インターネット・ゲーム依存においても、世界最大の患者を抱えることとなった。中国のインターネット利用者は、二〇〇七年には一億八千万人を超え、依存症患者は、都市部だけで二千四百万人と推測され、大きな社会問題となった。

事態を重く見た中国当局は、二〇〇七年四月から、オンラインゲーム依存防止システムを試験的に導入した。これは、十八歳未満の児童が一日に三時間以上プレイした場合は、それまで稼いでいたクレジット（ゲームをする権利）が半分になってしまい、五時間以上だとゼロになってしまうという仕組みである。

十八歳未満の児童であるかどうかを把握するため、中国ではオンラインゲームをする場合、本名での登録が義務付けられ、身分を証明する住民登録番号も必要となる。

こうした規制にゲーム会社も協力し、二〇一一年から全面的に実施されている。

また、治療の面でも、中国は世界で最初にインターネット依存を臨床的な障害、つまり病気として捉え、積極的な対策に乗り出している。

また、インターネット・ゲーム依存となった若者の治療のための軍隊式の教育キャンプが設置され、そこで多くの若者が実際に治療を受けている。軍隊式というより文字通り軍隊で、若者たちは迷彩柄の制服を着せられ、迷彩服姿の兵士によって監視され、コンクリートと鉄格子によって外界と遮断された建物で、ネットゲームの禁断症状と闘うわけだ。

中国には、北京をはじめ、すでに二百五十カ所以上もこうしたキャンプが作られている。各地から送り込まれてきたネットゲーム依存の若者たちは、まず整列させられ、指導教官から訓示を受けて、三カ月から四カ月にわたる苦しい日々をスタートさせる。その間、外界から切り離されるだけでなく、一切の電子機器との接触も許されない。

軍隊式の訓練とともに、医療・心理スタッフによる治療セッションや薬物療法、食事管理が行われる。治療セッションの方法は各施設で多少異なるが、数人のスタッフが一人の若者に向き合い、説得し、論破し、考えを変えさせるというスタイルが中心で、「脱洗脳」の手法に近い。入所した当初は、何もない殺伐とした部屋で、一人で過ごさせる。これも、脱洗脳にはよく用いられる方法だ。何の助けもない孤独で心細い環境におくことで、これまでの考えを捨て、説得を受け入れるという方向に向きやすいのだ。

そうした方法がとられる理由として、こうした施設に入る若者の大部分は、自分の意思ではなく親の意向によって強制的に連れてこられているという事情も関係しているだろう。ある意味、国家が力ずくでインターネット・ゲーム依存を断たせる、という方式だ。また、中国には思想改造の長い伝統と歴史があり、そうした方法については豊富な経験と馴染みやすい下地があるということだろう。

こうした方法については、もちろん賛否両論がある。インターネット・ゲーム依存の問題だけでなく、反抗や家庭内暴力、怠学、生活の乱れなどに手を焼いた親が業を煮やし、その改善を期待して送り込むケースも多いようだ。一人っ子政策で甘やかして育てた子どもが手に負えなくなり、こうした施設にすがるという構図がある。つまり、親側の養育の問題をインターネット・ゲーム依存という問題にすり替えている面もないとは言えない。中には、強制されたことで逆効果になる例もあるようだ。

その方法の是非はともかく、全体でみると、効果を認めているようだ。やり方は極端すぎるとしても、何の助けもなく時間だけが虚しく空費されていく状況に苛立ち、悲嘆するばかりの日本の親たちからすると、羨ましいと感じる人もいるだろう。それほどインターネット・ゲーム依存の影響は深刻なのだ。

こうした徹底した方法で、中国ではすでに二〇〇九年に、十八歳未満のオンラインゲーム人口を、七%減らすことに成功したと発表している。

国家レベルで依存症が社会問題となる事態は、中国にとってこれが初めてではなく、歴史的トラウマともいえる体験をしている。それは、阿片の蔓延だ。それによって国は存亡の危機にまで瀕した。外国の商会が、阿片の輸送から販売、阿片窟の経営まで手掛け、中国を骨抜きにしていったのである。イギリスやオランダのみならず、日本もそこに悪乗りし巨利を貪るとともに、中国の弱体化を図った。それによって、国は破綻し、国民は塗炭の苦しみを味わった。中国では現在も、麻薬を所持するだけで死刑という厳罰が科せられるが、それはこうした歴史的背景があってのことだ。

中国がインターネット・ゲーム依存症の予防や治療に積極的なのも、この歴史的なトラウマが与っているだろう。だが、今や中国メーカーは、オンラインゲーム市場のトップシェアをもち、日本市場でも韓国メーカーとしのぎを削っている。両国メーカーとも、自国内の市場が締め付けに遭い、日本やアメリカに活路を見出そうとしている。無防備な状態に置かれた日本の若者は、二十一世紀の阿片に蝕まれるままとなっている。

社会の警戒心が免疫作用に

二十世紀の終わり近くまで、病院や電車といった公共の場所でさえ、タバコを喫うことは当たり前に許されていた。自動販売機では、未成年者が自由にタバコを買うことができた。タバコを喫うことによる害については囁かれつつも、肺がんなどとの明確な因果関係がないとメーカーは言い続け、社会も慣習や個人の自由として受け入れていた。

肺がんと喫煙との関係が疑われ始めたのは、一九三〇年代のことである。一九五〇年代には、コホート研究により因果関係が裏付けられ、多くの臨床医や研究者、保健機関などが警鐘を鳴らしてきた。にもかかわらず、その声は無視しつづけられた。メーカーやそのバックアップを受けた一部の研究者たちが、因果関係を否定し続けたのである。その状況は、一九七〇年にWHOが最初の喫煙抑止の勧告を出した後も、なかなか変わらなかった。

日本も喫煙に寛容だったため、対策が遅れた。二〇〇二年になってようやく、未成年者の喫煙防止や受動喫煙対策、禁煙支援といったことが目標として掲げられた。規制を伴う実効性のある対策が取られたのは、先にも触れたように、二〇〇三年にWHOの総会で「たばこ規制枠組条約」が採択された翌年、遅まきながら同条約が国会で批准されてからである。未成年者への販売規制の徹底、公共の場所での禁煙といった、今では「常識」となっていることが行われるようになったのも、たかだかこの十年程ということになる。

健康に害があるとわかっていても、さまざまな利権に結びついた勢力の抵抗によって、また、危険に対して無頓着な社会の意識に流され、さらには一番の「被害者」であるはずの喫煙者のニーズに支持されて、実質的な改善が見られるまでに、七十年もの時間を要したのである。その間、どれだけの人々が肺がんや慢性閉塞性肺疾患によって命を落としただろうか。過去の清算はまだ終わっておらず、これからも過去の喫煙によって命を落とし続ける人が、しばらくは絶えないのである。

依存性の物質や行為に対しては、社会がどれだけ認識や警戒心をもつかということが、免疫として作用する。社会が危険への認識を共有し、確たる免疫を獲得してしまうと、喫煙者だった人も禁煙する人が増え、何よりタバコを喫う未成年者の数は激減した。喫煙する父親は、子どもや家族が煙を吸わないように家の外で喫わされるのが普通で、そんなふうに喫煙者が蔑まれ、冷遇されるありさまを見て育った子どもたちは、自分が喫煙しようとは思わない。

覚醒剤といった麻薬についても、子どもは小さい頃からその恐ろしさを、事件の報道や大人の話を通じて学んでいるので、よほど警戒心の乏しい人や自暴自棄になった人しか手を出そうとはしない。社会がその危険を認識し、警戒心をもつことで免疫を獲得する。それによって子どもを、リスクから守ることもできる。

ところが、ゲーム、ネット、ケータイ、スマホといった技術革新から生まれた新たなメディアは、覚醒剤やコカインが最初そうだったのと同じように、メリットばかりが強調され、その利便性や革新性が礼賛された。その陰に潜む依存性という恐ろしい問題に、多くの人は注意を払わなかった。まさかそれが、コカインや覚醒剤と同じような依存性をもち、生活を破壊し、発達や学習に大きな支障を生じ、その子の将来までも危うくしてしまうとは、思ってもみなかったのである。

いま、予防のためにもっとも必要なのは、子どもを守るという姿勢を国がもっと力強く打ち出し、リーダーシップを発揮することである。

本気で取り組まない日本

予防に勝る治療はなしである。慢性気管支炎や肺がんになってからタバコをやめてももう遅い。そのことは、インターネット・ゲーム依存の場合にも言える。依存症になってから、その危険を教え、依存症の自覚をもたせても、そこから脱出することは容易ではない。注意力や遂行機能の低下、無気力状態に陥り、学業やキャリアをドロップアウトしてしまってからでは、回復に労力と時間がかかるだけでなく、たとえ依存症を卒業できたとしても、取り返しがつかない損失が生じてしまう。

はるかに容易なのは、治療することよりも予防することだ。依存症に陥らないように前もって教育しておくことだ。ゲーム、ことにインターネット・ゲームには強い依存性があり、そこにはまってしまうと、依存症という病気になり、やらないではいられなくなってしまうこと、そして、さまざまな弊害が起きることを教える必要がある。

かつては、ゲーム産業は日本の成長産業で、国としてもその発展に期待する意識が強かった。子どもに弊害が起きていることが明白であっても、それに対する啓蒙や予防ということになると、メーカー側に遠慮して、その動きは遅々としたものであった。しかし、今や日本のゲーム産業は成長が停滞し、売上が縮小している状況だ。海外での売り上げも不振が続いている。オンラインゲームなどのシェアも、国内でみても、韓国や中国のメーカーが上位を占める。日本の若者が依存症に陥っている事態を、ゲーム産業に遠慮して及び腰の対応しかしないというのは、国の未来を守る意思がないとしか思えない。

中国や韓国は、世界のトップシェアを持つにもかかわらず、強力な規制シフトを敷いて、若い世代を守ろうとしている。それが当たり前だろう。自国の若者が、中学生や小学生までも〝麻薬依存〟になるのを、黙って見ている方がおかしい。それで、国としての責任を全うしていると言えるだろうか。中韓だけでなく、ベトナムやタイも、児童がプレイできる時間などの規制を行っている。本気でこれからの世代を守るという姿勢こそが、今求められている。

今でも親が与えてしまうことも多い

年端のいかない子どもにタバコを与えたり、酒を飲ませる親はあまりいないだろう。まして や覚醒剤を打ってみたらと勧める親は、普通は滅多にいない（医療少年院にいる頃、何例もそうしたケースに出会ってきたが）。ところが、親は子どもにゲーム機やケータイ、スマホを与えることに対して警戒心も抱かない。パソコンを買ってやり、子どもがオンラインゲームに熱中していても、パソコンをしているくらいにしか思わない。みんながしていると言えば、まあ、いいかと思ってしまう。確かに、物事がうまくいっているときは、さほど悪影響も目立たない。ところが、子どもが何かで躓いたとき、孤独を味わったとき、麻薬的な本性を現し、アルコールやドラッグのように子どもを蝕み始める。ひとたび依存状態に陥ると、一時的な健康被害だけでなく、長期的な後遺症を残してしまう。

ゲーム依存の恐ろしさや発達への影響について、多少とも認識が広がったことで、子どもに与えることに慎重な親も増えた一方で、まったく安易に与えてしまっている親も少なくない。手間暇をかけて相手をする代わりに、子守役として、幼児にゲーム機やスマホを与えてしまう場合もある。小学生の子どもが、あまりうるさくねだるので、親も根負けして許してあげる。親は玩具を買い与えたくらいの気持ちでいる。だが、実際に子どもが始めたゲームの名前を聞くと、世界的に悪名の高いオンラインゲームだったりする。一年後二年後に何が起きるか、親も子も知らないのである。

危険への啓蒙の声などかき消すように、莫大な宣伝費をかけた広告が絶えず子どもたちを誘惑している。子どもがやってみたいと言い、また他の友達がもっているので、と与えてしまった瞬間、それは何年か先の悲劇を準備することになる。

開始年齢を遅らせる

本格的な依存に陥り、生活が破綻するまでには、それなりの長い道のりをたどることが多い。まったくゲームに触れたことのなかった人が、いきなりオンラインゲームに依存するというケースは稀だ。最初は家庭用ゲーム機や携帯型ゲーム機から始まり、スマートフォンのゲームや動画に熱中し、さらにオンラインゲーム依存へと進んでいく。

低年齢で始めたケースほど、重度な依存になりやすい。車の運転と同じで、ゲームにもそれなりに訓練が必要であり、遅く始めてもあまりうまくならないので長続きしない。クリアできなければゲームにも行き詰まり、やる気も失せてしまう。したがって、依存症になるリスクを減らすためには、できるだけ開始を遅くすることが有効である。

しっかりした家庭では、依存しやすいことはよく理解しているので、時間を決めて与えていることが多い。しかし、いくら時間を決めていても、低年齢から与えてしまうと、累積的な効果により、いつのまにか依存を形成してしまっている場合があり、親の目が行き届かない状況になると、一気に歯止めを失いやすい。その意味でも、できるだけ開始年齢を遅らせることをお勧めしたい。ただ遅らせるだけでなく、なぜ我が家では許可しないのか、その理由をよく説明し、本人にその危険を十分に理解させることだ。それがワクチンになる。

遅く始めれば始めるほど、依存のリスクも、発達や脳への影響も抑えることができる。仮に一時的に熱中しても、下火になって、そのうち卒業できることが多い。ところが、小学校低学年くらいまでに依存が形成されてしまった場合には、一生ものになりやすい。

すべての子どもが依存しやすいわけではないが、依存しやすいタイプの子どもの場合、挫折や疎外体験といったストレス状況が引き金となって、急激に使用時間が増え、依存状態に陥る。

最初は、テレビゲームやポータブル・ゲーム機から始まる。それが、早い子では、小学校の高学年か中学生頃から、遅い子でも、親の指導が行き届かなくなる高校生か大学生の頃から、オンラインゲームへと移行している。もともとゲームに依存した子ほど、オンラインゲームにも依存しやすい。まずは、時間の管理をしっかりさせることだ。

知り合いの大学教授の家庭では、子どもにDSをやらせる時間は一日三十分だけ、と決めている。ビル・ゲイツ氏は、娘さんのパソコンの使用時間を、宿題に必要な時間を除き、平日で四十五分、休日で一時間に制限しているという。きちんとした家庭では、大抵、制限枠を設けて、管理しているようである。これは、最低限必要なことに思える。

それが守れなければ、依存の兆候が疑われるので、よく話し合ったうえで、使用を一定期間中止する。依存になりかかっているときでも、一週間以上使用を中止すると、やりたいという渇望や離脱症状が薄らぐことがわかっている。それも、ただ強制するのではなく、規制されている国も増えていることを話し、覚醒剤やタバコの危険を教えるのと同じように、ゲーム依存の危険を教えることで、本人が納得する形で導いていく必要がある。

必要のための使用に限る

ご自分で自覚的に依存症を防いでいくという場合に、一つの目安となる原則は、必要のための使用という域にできるだけ限るという心掛けだ。楽しみのための使用は、まだ安全域とはいえ、過剰使用や依存的な使用に至る入口でもある。楽しみのための使用といえども、安易にその枠を広げないことが大事だろう。さらに逃避のための使用は、極力しないように注意する必要がある。

逃避のための使用として、一番身近なものは、時間つぶしのための使用だ。どうせ時間が余っているので、ちょっと触る、というのが、危険な使用の入口なのである。時間があっても、単に時間つぶしとして触ることは控え、その必要があるかどうかを考える習慣をつける。好奇心が強く、刺激や情報を求めてしまうタイプの人は、特に要注意だ。

必要のための使用と思っていても、実は自分の行動を合理化して、つまり、都合のよい理屈で考えているという場合もある。もっと優先すべきことを後回しにして、さほど必要でもないのに時間を使ってしまっているという状況だ。それも逃避のための使用だ。

依存に陥りやすい人は、スケジュール管理がそもそも苦手な人が多い。その日こなすべきことの優先順位をスケジュール帳に書いて、一つずつ片づけていく習慣をつけるのも一法だ。そうした習慣は、遂行機能を高めることにもつながり、逃避のための使用を防ぐことにもなる。

逃避のための使用をやめられたなら、それは自分をコントロールできたということだ。その分だけ、自分が使える時間が増える。それだけではない。自分をコントロールすることは、目先の刺激や欲に溺れること以上に、もっと大きな満足感をもたらす。自分をコントロールする体験を積むことは、コントロールする力自体を強化することにもつながる。コントロールできるようになればなるほど、コントロールは容易になるのである。

Go／NoGo課題と勤勉性

コントロールを身につけやすくするためにも、小さい頃から、やりたくなくても、やるべきことをやる、やってはいけないことはやらない、と自分の欲求を制御する能力を育む必要がある。Go／NoGo課題と呼ばれるものだ。これが弱いと、遂行機能も、処理速度も低下する。

Go／NoGo課題のクリアには、一歳ごろからの養育がすでに関与してくる。十分な愛情と安心を与えるとともに、ダメなことはダメと止める訓練が始まるのだ。欲しがったら何でも与えるというのでは、Go／NoGo課題が身につかない。幼い頃の過保護がネット、ゲーム依存に関連するのは、一つには、過保護な養育が、自己コントロール能力の獲得を妨げてしまうからだろう。幼い頃に過度に甘やかされた人は、何にでも依存しやすくなる。

もしそういう傾向があるのなら、今からでも遅くはない、Go／NoGo課題をクリアできるように、自己コントロールを高めていくことだ。目先の欲をコントロールするように心がける。ただし、それは何でも我慢するということではない。長期的にメリットがあることと、デメリットがあることに分けて、メリットがあることは嫌なことでも積極的にやり、デメリットがあることは、短期的にはメリットがあってもしない、ということだ。

仕分けをしっかり行い、嫌なことができたときも、したいことをしないで済ませたときも、よくやったと自分に言うことだ。それを積み重ねていく。子どもに対しても、そういう視点で接する。今欲しいけど、先のことを考えて我慢できたね、とか、今は嫌だけど将来のために努力できたね、ということを評価する。

こうしたことの積み重ねが、脳の報酬系に勤勉な価値観の体験を作り上げていく。勤勉さとは、短期的には苦労だが長期的に報われることに励むことであり、短期的に快楽だが長期的には自分を損なう行為を慎むことである。勤勉さを身につけることは、あらゆる依存症から身を守ることでもある。勤勉さは、寿命を延ばすことも実証されている。

小さい頃から勤勉な習慣と価値観を身につけさせることは、子どもに一生の宝を与えることになる。そのためにも、普段から楽しみばかりを与え過ぎないことだ。ハレとケの区別をつけ、普段の日はできるだけ単調に質素に暮す。休みの日も、ただ遊ぶために遊ぶのではなく、いっしょに家事をしたり作業をしたり、根気のいることに取り組む。それをやり遂げることで、真の楽しみを教える。

早いケースでは、小学校高学年くらいから、すでにインターネット・ゲーム依存がみられるが、こうしたケースの多くは、家庭環境に問題があり、適切な指導がなされていないことが多い。Ｇｏ／ＮｏＧｏ課題も勤勉な生活習慣も身についていない。

遅いケースでは、高校、大学に進学して以降、重度の依存に陥ることが多い。ある時期まで親の管理がしっかりしていたが、自分の管理に任せるようになって、コントロールができなくなったというケースが目立つ。小さい頃は親がある程度管理したとしても、高校生、大学生ともなると、それも難しくなる。一人で暮すようになっても勤勉な生活を維持できる自己管理能力が身についているか、真価が問われることになる。過保護なばかりでは、そこが身につかない。

ペアレンタル・コントロールは親の義務

使用の開始を遅らせたとしても、どうしても必要で使いたいという時が来るだろう。その場合は、本人とよく話し合ったうえで、購入した段階、契約した段階から、ペアレンタル・コントロールをきちんと行うことが大切だ。

現在、青少年インターネット環境整備法により、十八歳未満の児童が携帯電話などを使う場合、保護者から特別な申出がない限り、フィルタリングの利用が義務付けられている。フィルタリングだけでなく、時間を管理できるアプリやサービスを予め申込み、設定しておくことが大事だ。パソコンについても同様だ。使いすぎるようになり、有害な動画やサイトの危険な刺激を覚えてからでは、ブレーキを掛けようとしても抵抗が強く、子どもの方はあの手この手でアクセスしようとする。最初の時点で、どういう危険があるかを教えた上で、我が家のルールとして、しっかり確立しよう。

どれだけ保護者が危機意識をもって、子どもを守るかが、子どものその後を左右することになる。守るとは、単に与えないということではない。むしろ、大切なのは教育するということだ。どういう危険がひそんでいるかを教え、その危険を防ぐにはどうしたらよいかを、実践的に身につけさせるということだ。

使用制限をかけるには

野放図に与えることは、今日では児童虐待に等しい行為とみなされている。親は責任をもって、子どもを有害な情報や刺激から守らねばならない。使用を開始した時点で、十分話し合って枠組みを作っておくことが大切だ。途中から使用制限をかける場合には、よく話し合って、本人の同意を得た上で行うことが原則だ。無理やりすると、反発が激しくなるだけで自覚にもつながらない。

(1)「保護者による制限機能」を使う

まず、パソコンの場合から説明しよう。近年、依存の問題が深刻化する中で、現在使われているパソコンには、通常、保護者による使用制限をかけることができる機能が備わっている。ウィンドウズの場合であれば、「コントロールパネル」を開いて、コンピューターの管理者のアカウントと標準ユーザー用アカウント（子どもが使用する）を別に作り、パスワードなどの設定を行う必要がある。パソコンに詳しいお子さんの場合、すでに自分がコンピューターの管理者としてパスワードの設定を行っている場合がある。その場合は、そのパスワードを子どもから教えてもらったうえで、管理者のアカウントのパスワードを変更する必要がある。つまり、このパスワードを知っている人が、コンピューターの管理者ということになる。

保護者が管理者としてのパスワードを確保できたら、コントロールパネルの中の「保護者による制限の設定」という項目をクリックし、ユーザーの中から、標準ユーザー用のアカウント（子どもが使用するアカウント）のアイコンを選んでクリックする。保護者による制限を「有効」にすれば、制限の設定が可能になる。制限の方法としては、①時間の設定、②ゲームの制限、③特定プログラムの制限の三つの設定を行うことができる。

①の時間設定は、曜日ごとに、一時間刻みで、「許可」「不許可」を設定できる。平日は少なめに、できればやらない日も作り、休日はやや長めに設定すると、ハレとケの区別がついて、本人としてもメリハリがつきやすいだろう。その時間帯が終わると、自動的にログオフされてしまう。子どもからすれば、いいところでタイムアップになるといったことが生じるので、もちろん面白くない。その点も含めて最初に十分納得させておく必要がある。無理やりやると、本人がイライラして暴力的になったりする危険がある。

②のゲームの制限は、特定のゲームが使用できないように設定することもできるし、ギャンブルや暴力的な内容、性的な内容といった内容によって制限をかけることもできる。また、対象年齢によって分類されたレーティングにしたがって、どこまで許可するかを指定することができる。子どもに一人でパソコンを使わせる場合には、いつのまにか暴力的なものや性的な内容のゲームにはまり、人が違ったようになってしまうということもあるので、そうした事態を防ぐのに有効だろう。

ただ、本人に何も言わずに設定した場合には、本人はすぐその制限に気づいて、不満を強めやすい。本人とよく話し合い、なぜそうするのかについて十分説明し、本人の納得を得る必要がある。

（2）時間管理ソフトを使う

（1）による方法では、時間帯によって使用を制限することはできても、「一日トータルで一時間」といった制限をかけることができない。その点をカバーするには、フリーソフトの『パソコンねむねむFree』といった時間管理ソフトが便利である。このソフト自体、ご自分のお子さんがゲームをやり過ぎてしまうのを管理するために作られたとのことで、実際に管理しやすい構成となっている。残り時間が短くなると、お知らせの表示がされるので、あらかじめ心構えをして、終了の準備ができる。

(3) スマホ、ケータイの管理

次に、スマートフォンの場合について述べよう。アイフォンであれば、まず「設定」から「一般」、「機能制限」と進み、「機能制限を設定」をクリックして、パスコードの設定を行う。そのうえで、機能制限の設定を行うのだが、まず大事なのは、どのサイトにでもアクセスできてしまうブラウザのsafariを「許可しない」に設定することである。それ以外にも、子どもが勝手に有料アプリやソフトを購入したり、危険なゲームにアクセスしないために、「iTunes Store」「インストール」「App の削除」「App 内での購入（内課金)」をオフにする。

もう一つ大事なことは、「パスワードを要求」を「15分」から「即時」に変更することだ。この設定変更を忘れていると、せっかく制限を加えていても、十五分の間に購入やダウンロードなどが可能になってしまう。また、オンラインゲームなどへのアクセスを制限する場合は、「Game Center」の「マルチプレイ」「友達を追加（コンタクト)」を、ともにオフにしておく。

その上で、青少年向けのブラウザをダウンロードして、利用する。利用料がかかるが、もっともお勧めなのは、日本ＰＴＡ全国協議会が推薦している『ｉ－フィルター』で、メリットとしては、有害サイト・有料サイトへのアクセスを制限できるだけでなく、時間管理の設定ができることだ。これ以外にも、契約している会社によって、フィルタリングや時間管理のサービスが提供されている。たとえばソフトバンクの場合、「スマホ安心サービス」を利用すれば、小学生、中学生、高校生などのレベルに合わせて、無料でフィルタリング（有害・有料サイトの閲覧制限）を設定することができる。オプションで（月額３００円）、利用時間の管理を行うこともできる。

アンドロイド型のスマホでは、『スマモリ』というアプリが便利である。利用できる時間帯を平日と土日に分けて設定できる。動画を見たいが、危険な動画は見せたくないという場合には、子ども向けYouTube視聴アプリ『テベリ』が安心だろう。

なお、無線ＬＡＮ（Wi-Fi）に接続した場合、フィルタリングをくぐり抜けてしまう場合があるので要注意だ。各サービスやアプリが、無線ＬＡＮにも有効かを確かめておく必要がある。

だが、フィルタリングや管理ソフトでは守れない

使用制限の方法を長々と書いた後で、その効果に水を差すのは恐縮だが、依存は使用制限をすればコントロールできるような単純な問題でないことを書き添えておかねばならない。

特に気を付けてほしいのは、小手先だけで十分な話し合いも説明もせず、無理やり制限だけをかけるというような対応をすると、子どもとの関係がこじれてしまい、ますます危険な方向に向かいやすいということだ。子どもを守るのは、フィルタリングソフトや時間管理ソフトではない。やはり親の愛情であり、関わりなのだ。

このことは、エーゲ海に浮かぶ風光明媚な島、ギリシャのコス島で行なわれた興味深い研究によっても裏付けられた。この楽園のような島でも、インターネット回線が敷設されるとインターネット依存の若者が増加した。インターネットの利用しやすさに比例して、依存する若者の割合も増えたのである。その中にあって、依存してしまうか、依存しないかの差を分けたのは、親が管理の目を光らせて青少年専用のブラウザを導入しているかどうかよりも、親との絆が安定しているかどうかであった。

先の章でみたように、インターネット依存の背景には、しばしば親子関係の問題とも結びついた不安定な愛着がからんでおり、背景にバランスの悪い養育、つまり愛情不足や関わり不足、過干渉・過保護がみられることが多い。むしろ初期の段階では、その点を改善していくと、親子の関係が安定化し、対立する方向ではなく、協力する方向で問題に取り組んでいきやすくなる。

家族関係が大事

繰り返すが、インターネット依存、インターネット・ゲーム依存を防ぐうえで重要なのは、親子の関係や、それと直結する愛着の安定性である。親子関係が不安定で、愛着も不安定な場合には、家庭内の居場所や家族からのサポートが乏しくなるだけでなく、家庭外での対人関係にも問題を抱えやすく、インターネットやゲームの世界にしか逃げ場所が見出せなくなってしまう。

また、不安定な愛着の持ち主は、今の自分を支えるのに精いっぱいで、心に余裕がないため、長期的なメリット、デメリットよりも、目先の快不快に左右されてしまいやすい。すぐに楽しさや心地良さを与えてくれるものには何であれ、依存しやすいのである。

全か無かの二分法的な思考になりがちで、過度に理想的なものを求めてしまう傾向も見られる。完璧な理想の自分しか認めてもらえないと思いがちで、また相手にもパーフェクトなものを求めすぎる。それがうまく行かないと、全部を投げ出してしまうのだ。うまくいっているときはいいが、物事がうまくいかなくなったとき、完璧性を求める気持ちは、挫折感を強め、本人を追い詰める方向に働いたり、代償的な行為に耽らせる。

幻のサイバーセルフに理想像を求めようとしたり、理想化された他者に救いを求めようとすることが、ゲーム依存やインターネット依存へと傾斜を強めさせる。

そうした危険を防ぎ、万一、危険な方向に向かい始めた時、その悪い流れを食い止めるためにも、親子関係が安定していることが非常に重要だ。また、夫婦の関係や他の家族との関係もおろそかにできない。両親がいつもいがみ合っていたり、離婚して、別れた元配偶者の悪口を言いたてているという場合には、子どもの愛着も傷を受ける。両親の離婚前後からインターネットやゲーム依存に陥るというケースは非常に多い。

親子の間の葛藤にしろ、両親の不仲にしろ、安定した絆によって支えられているという子どもの安心感を損なう。子どもは淋しさやつらさから逃れようと、ゲームやネットの関わりに救いをもとめてしまう。親同士がいがみ合っていて、子どもがゲームやネットにはまることを責めたてても、それは理不尽というものだ。子どもの安心感を損ない、ネットやゲームにでもすがらないと自分を支えられなくしているのは、親自身なのである。

兄弟姉妹間のストレスも意外に重要だ。お互いにいがみ合っている場合や、兄や姉が暴力や暴言をふるうという場合も、家庭に居場所を失い、ネットやゲームにはけ口を求めやすい。兄弟姉妹間のストレスの多くは、親が彼らを公平に扱わず、一方にばかり肩入れすることから生じている。

ネットやゲームへの依存を含めて、子どもの問題行動の多くは、愛情や関わりを求める気持ちが裏返ったものである。子どもの問題が出てきた時に、それを子どもだけの問題とみなさず、親側の問題も反映されていないか、振り返る力が問われるのである。

新たなテクノロジーは、新たな依存症を生み出し続ける

テクノロジーは、新しい刺激や心地よさを生み出す。それゆえ、新しいテクノロジーを用いることは、その行為に依存する危険性をもつ。テレビ、ゲーム、インターネットは、新しい依存を生み出してきた。新しいテクノロジーは、より便利で高いアクセシビリティをもち、より高い興奮や刺激や快適さをもたらすがゆえに、より強い依存性をもつ危険を秘めている。実際、テレビ、ゲーム、パソコン、インターネットと、新しい技術が現れるたびに、その魅力は増し、ユーザーを依存させる危険も増してきた。その意味で、もっとも新しい依存は、スマホ依存であり、依存を生み出す力も、もっとも強力で、スケールアップしたものと考えられる。

技術革新のスピードが速すぎて、そこにひそむ危険の認識や対応は完全に後手に回っているのが現状だ。依存症の名称にしても、テレビゲーム依存症から始まって、コンピューター依存症、インターネット依存症と、名称が変遷してきた。それがさらに、インターネット・ゲーム依存症、ケータイ（モバイルフォンまたはセルフォン）依存症、スマートフォン依存症と、技術革新を追いかけるように、新しい名称が追加されていく。

問題は、危険の認識までに大きなタイムラグが生じてしまうということだ。後から依存性の問題や、それにともなう健康被害の問題が認識されるようになるが、その頃には社会に蔓延してしまっている。

ことに今日のような急速な技術革新と商業戦略の時代には、新たな改造を加えた感染力の強力な新型ウイルスが、次々と大量にばらまかれるようなものであるから、対応が追いつくはずもない。危険を認識し、規制や対策が取られる頃には、もう取り返しがつかないことになっている。後追いで対策を講じていく、というやり方ではダメなのである。その点も含めて、社会が認識を改め、もっと大きな枠組みで事態をとらえる必要がある。ゲーム、ケータイ、スマホの依存症といった個別の問題を追いかけていたのでは、所詮、同じことの繰り返し、イタチごっこになってしまう。

つまり、未知のものであっても、その物質や行為が依存性をもち、長期的な使用によって、危険な精神作用をもつ可能性がないのかという厳しい目を向けていく必要がある。特に自己コントロールや判断力が未熟で、発達の最中にある子どもに与えるかどうかを判断する際には、さらに慎重さを要すると思われる。

ところが現状では、依存症として認知されるには、まず症例報告が積み重ねられ、次に診断基準が提起され、それが妥当性をもつか検証されるとともに、臨床的な研究のみならず病態を裏付ける基礎的な研究が進められ、そうした成果に基づいて、一つの疾患として国際的な学会でコンセンサスを得るというプロセスが必要になる。その間、うまくいっても二、三十年はかかる。それでは、子どもは大人に、大人は老人になってしまっている。

今どうにか、その大詰めの段階にまでたどり着こうとしているのが、インターネット・ゲーム依存症であり、ゲーム依存の最初の報告から三十年かかったことになる。それでも、タバコなどと比べると、かなりスピードアップしている。

しかし、スマホ依存症になると、まだ研究も少なく、これからという状況だ。研究が進んで、その依存性やそれにともなう危険性について認知される頃には、恐らく新たな技術革新によって、次世代の依存症が現れているだろう。

イタチごっこを繰り返さないためには

新たなテクノロジーが登場する度に、随伴する依存症を一から検証していたのでは、とても追いつかない。むしろ、新たな魅力的なテクノロジーは、必然的に依存症の危険を伴うものだという前提で、その対策を行っていく必要があるだろう。

そうした認識が共有されれば、その弊害をあらかじめ予想して、対策を取ることができるようになる。たとえば、新しいテクノロジーを用いた機器は、依存性や心身の健康への安全性が十分確立されるまで、子どもにみだりに与えてはいけないというような原則を作ることができるだろう。こうしたことは、医療の世界では、当然のこととして実践されている。

新しい医薬品が開発された際、最初から子どもに使うことはまずない。まず成人の症例で、十年以上使用経験を積み、安全性が十分に確立された医薬品だけが、さらに十分な監視のもと治験がなされて、ようやく小児用として承認される。

医薬品と通信機器や娯楽品を同列に扱うべきではないという反論もあるだろう。しかし、その「通信機器」や「娯楽品」が、医薬品どころか、覚醒剤や麻薬と同等の影響を生んでいるという現実がある。覚醒剤や麻薬は、医薬品の中でも特別な扱いを受け、特別な資格をもった医師が厳重な管理のもとで使用しなければならない。もちろん、子どもに使われるのは、特別な場合だけである。通信機器や娯楽品であっても、過剰使用に陥った場合、化学物質への依存と変わらない影響を脳に引き起こし、生活のみならず、能力や人格までも変容させてしまう危険があるということを肝に銘じるべきだろう。

新たなテクノロジーを、子どもに安易に与えることに慎重になるだけで、もっとも致命的な被害は免れることができる。子どもの頃からテクノロジーにひそむ危険性を教え、情報通信機器や娯楽のための装置であっても、過剰使用から依存症に陥り、生活が破壊されてしまうリスクがひそんでいることを、教えていくことが必要だろう。

今日、仕事に就くことができない若者が急増している。能力は高く、学業成績は良かったのに、仕事ができないというケースも目立つ。それらの若者の多くは、社会的スキルか遂行機能、その両方に課題を抱えている。そのために、折角の知識や他の面での能力を活かすことができない。面接で落とされるか、仕事でミスを連発したり、時間がかかりすぎたり、電話の応対や対人関係で躓いてしまう。軽度の「発達障害」を抱えているケースも急増している。

職業訓練など就労支援のために手厚いサポートが行われるようになった。そうした支援は非常に重要だが、そうした事態になってしまう前の段階で、悪化要因を防ぎ、社会人として自立できるように子どもを育てることが、もっと重要だろう。注意力や遂行機能、処理速度が低下してしまうような要因を放置しておいたり、対面的なコミュニケーション能力や社会的能力の根幹である共感性を弱らせてしまうような状況に、小さい頃からどっぷり浸からせてしまっていたのでは、大人になってから、いくらサポートしようとしても限界がある。

こうした後手に回る状況を根本から変えることは、実際には、さほど難しいことではない。タバコの例で実証されたように、国が、社会が本気になって取り組めば、一気に空気が変わるのだ。少なくともこれからの未来を担う世代が損なわれることを防ぐことはできるのである。

過去の例でみるとおり、この国は放っておいても、自分から主体的に動くことは期待しづらい。本気にさせるには、社会が本気になって国を動かすしかない。自分たちを、自分たちの子どもたちを本気で守れと、国に対して声を上げることだ。その声が過半数を超えたとき、国は渋々動くだろう。

第七章　ネット、ゲーム依存症を克服する

難しさは覚醒剤依存と変わらない

インターネット・ゲーム依存と覚醒剤依存では、依存ということに関して言えば、その治療の難しさは、ほとんど変わらないと言っていい。依存自体の強さも、覚醒剤依存に何ら引けをとらないように思える。それほど強力に引き寄せられている。何年も何十年も依存が続いてしまうケースも珍しくない。使用が合法であるがゆえに、よりコントロールが難しいと言えるかもしれない。

覚醒剤依存では、幻覚や被害妄想、うつなどの症状の頻度が高く、しかも違法であるということもあり、患者の苦痛や罪悪感は大きいが、逆にそれが依存を脱しようというモチベーションにつながる面もある。また、そうした症状に対して薬物療法を行うことで、依存がコントロールしやすくなる面もある。実際、覚醒剤依存のケースで再使用に至ってしまうのは、幻覚な

どの不快な症状がなくなって、症状的には落ち着き、元気になった頃に多い。周囲も元気になったと油断する面もある。

一方、インターネット・ゲーム依存では、うつや不安、睡眠障害などを伴っているケースは多いものの、薬を使って治療する機会は稀である。一つには、覚醒剤のように、手に入れるのに苦労したりお金が続かなくなることもなく、簡単に手に入るうえに、やり続けていればどうにか誤魔化せるということがある。学校や会社を休んでいることに罪悪感を覚えることはあっても、インターネット・ゲームは合法的な行為なので、その行為自体に罪悪感を覚えることは少ない。

前より集中力が落ちたとか、意欲ややる気がなくなったとか、人付き合いをしなくなったということを本人も感じているが、それは仕方のないことだと諦めている。もはや報酬系が変質してしまっているので、ゲームの楽しみ以外のことには、あまり価値を置かなくなっているからだ。本人の感じる支障が小さい分、治療も困難な面がある。そもそもそれを治したいとは思わないからだ。それゆえ逆に、依存状態が長引きやすい。

放っておいてもよくならない

単なる熱中や没頭と決定的に違って、一旦依存症にまでなると、自然に飽きてやらなくなることが期待しづらい。アルコール依存症や覚醒剤依存症とかわりなく、ギャンブル依存症やインターネット・ゲーム依存症も、意識して克服しない限り、半永久的に続いてしまう。使用に波はあっても、再び耽溺状態にもどることを反復しながら、五年、十年、二十年とやり続けてしまう。インターネット・ゲーム依存症にならなければ他の活動に使えたであろう膨大な時間が、無駄に費やされてしまう。

被害を最小限に食い止めるためには、それが依存症という病気であることを認識したうえで、治療や支援を行っていく必要がある。本人の自覚と意思があれば、治療することも可能である。しかし、本人にはまったく自覚がなく、治療の意思もないことも多い。実は、そうした場合にも、打てる手段がある。親への支援である。それについては、後ほど述べよう。

思春期・青年期のケースが難しい理由

どの年代でも、インターネット・ゲーム依存やスマホ依存に陥るが、特に状態が深刻になりやすく、その影響が大きく、かつ対応が難しいのが、思春期・青年期のケースである。

この年代のケースがこじれやすい理由は、一つには進路選択という重要な時期に重なり、学習時間や意欲の低下が、その子の将来を閉ざしかねないほど大きな試練をもたらすことによる。この点については、改めて言うまでもないだろう。前途有為な若者が、インターネット・ゲームやスマホの依存になり、学校を休みがちになった挙げ句、留年や中退に追い込まれるケースがあまりにも多い。

そして、もう一つは、この時期が、親からの自立という課題が浮上し、そうでなくても反抗的になる時期と重なってしまうためだ。

こうした反抗や親が押し付けた価値観の拒否は、本来ならば建設的な意味をもつ。自立に向かう上で重要な一歩にもなる。ところが、問題を複雑にするのは、この価値観の変容が麻薬的な行為への依存から生じている点である。自立としての本来の反抗は、与えられた価値観を拒否して、自分本来の価値を手に入れようとする健全な意思表示である。しかし、依存症に陥ることによって生じた拒否や反抗は、本来の価値とはまるで正反対の逃避に向かうだけだ。その道をいくら進んでも出口はなく、むしろ本来の出口から遠ざかってしまう。

問題を厄介にするのは、本人の中には親の支配から脱し、自分を確立させたいという気持ちも存在しているということだ。それは偽りではない。親に対するさまざまな不満や怒りもある。親の価値観に対する拒否感や主体性を取り戻したいという願望もある。そうした気持ちが一気に噴き出してくる時期に、現実的な自立の道や人との関係ではなく、インターネット・ゲームやスマホでの達成や関係に、自分の拠り所を見つけてしまったのだ。

今までは親の価値観に従って、その言いつけを守り、厭々ながらも課業に取り組んでいたが、今や自分にとって「それなしではやっていけない」と感じるものを手に入れたのである。その強力な依存性ゆえに、これまで自分を縛っていた価値観も、もはや自分をコントロールすることができなくなる。それは、親に抗い、親の価値観を拒否する力を与えることになる。それは不毛な反抗でしかないが、本人は、そこにしがみつくことが、あたかも新しい価値観への目覚めのように感じられ、親がやめさせようとすればするほど、反発を強める結果になる。

ゲーム、ネットへの依存問題が、親からの自立の問題にすり替えられてしまうのだ。親からすると、ゲームやネットに依存し、逃避しているとしか見えないのだが、子どもからすると、自分の自立を親が脅かしている、ゲームやネットは自分の自立を親なんかより理解し、支えてくれるものだ、と感じている。親にはその状況が見えず、問題行動にばかり目を向けて、力ずくで何とかしようとし、さらに信頼関係を失わせ、事態を悪化させてしまう。

そこで必要になるのが、第三者の介入である。専門家などの第三者が客観的に事態をみることで、その時点で必要な関与ができるようにサポートするのである。

でき始めた治療施設とその限界

そうした中、医学的、心理社会的な治療が、国レベルで積極的に行なわれてきたのも、韓国や中国においてであった。欧米でも、専門の治療施設ができ、すでに多くの治療経験を積んでいる。ドイツのマインツにある行動性依存症を対象とした外来クリニックや、ロンドンのキャピオ・ナイチンゲール病院、アメリカのシアトルにある入院治療施設リスタート、ペンシルベニアにも最近、専門の治療施設が開設された。日本でも、二〇一一年に、久里浜医療センターにインターネット依存症の専門外来が開設され、本人が希望すれば入院治療も可能となったことは画期的なことだと言える。筆者も微力ながら、公立病院の思春期外来や筆者自身のクリニックで、治療にたずさわってきた。

しかし、児童、成人合わせると四、五百万人の患者がいると推定される中、医療機関を訪れるのは、ほんの一握りのケースだ。大部分は、保護者や教師が苦慮しながら対応しているのが現状だ。保護者が受診の必要を感じても、本人が抵抗して受診に至らないことも多い。

今日行われている認知行動療法と動機付け面接法を中心とする治療は、本人が改善しようという意思をある程度もっている場合には効果的である。しかし、本人にまったくその気がない状態では、効果が乏しいどころか、無理強いすると逆効果になる場合もある。ところが、本当に助けが必要な深刻なケースほど、本人には病識も改善する気持ちもない。問題から目をそらし、現状にしがみつこうとする。そういう状態に対して、どうすればよいのか。

かといって韓国や中国のように、国が主導権と強制力をもって青少年のインターネット・ゲーム依存を防ぐという体制もなく、社会を挙げて若者を、「現代の阿片」から守ろうとするという意識にも乏しい。治療する医療機関がぽつぽつ現れ始めたとはいえ、韓国のように、診断された症例の四分の一のケースに入院治療が施されるわけでも、中国のように、全国に二百五十ヶ所も教育キャンプのための公的施設が整備されているわけでもない。わが子がゲームをやらせろと暴れても、入院を受け入れてくれる病院など皆無だ。依存症に陥り、変わり果てたわが子を何とかしようとしても、助けを求めた専門家からさえ、「好きにさせるしかない」と冷たく突き放されるのが落ちだ。わが子を守れるのは親だけということになる。このような状況で、果たして何ができるだろうかと途方にくれ、悲観的になるのも無理はない。

しかし、次のような事実を知れば、その見方も少し変わるだろう。わが子のゲーム依存やインターネット依存で、筆者のクリニックや提携するカウンセリングセンターに相談に訪れるケースは、親だけが来ることも多いが、親がカウンセリングを受けて、受け止め方や本人への関わり方を変えると、ほとんどのケースで改善が見られるということだ。それによって、本人の受診やカウンセリングにつながる場合もある。自らゲームをやめることにしたと言い出すこともある。親の受け止め方や関わり方が変わると、着実に変化が起きるのだ。副作用の多い強制的な隔離といった方法よりも、むしろそこには、希望と可能性があるとさえ感じている。

逆に、本人の問題として、本人の依存症だけを「治療」しようとすると、暗礁に乗り上げてしまう。なぜなら、依存症は行き着いた末の結果であり、根っこにある問題は別だからだ。そして、その根っこには、親とその子の関係や親がその子に何を期待し、どのように育ててきたかといったことや親自身の生き方や愛し方もかかわっているのである。

本章では、インターネット・ゲーム依存症の治療や克服について述べるにあたって、医療の枠組みでしか使えない治療技法よりも、一般の方も役立てやすい内容を中心に記述し、まだ何の自覚もない人を支え、導くために、保護者や教師がいかにかかわっていけばいいのか、またある程度自覚をもった人では、本人自身がインターネット・ゲーム依存症を克服していくにはどうすればよいかに重点をおいて述べていきたいと思う。

なお、医学的、心理学的な治療については、まだ日本には専門の医療機関もない七年前に刊行した拙著『脳内汚染からの脱出』でも、かなり詳しく触れた。アメリカでの最新の治療を中心に、筆者の臨床経験を交えて紹介したものである。その後、多少は経験と研鑽を積んできたつもりだが、基本スタンスはそれほど変わっていないと思う。その理由は、インターネット・ゲーム依存症の治療は始まったばかりだが、同じく青年期に多い覚醒剤依存症や有機溶剤依存症（シンナー依存）の治療にはそれなりに歴史があり、筆者自身も二十年の臨床経験があるが、根底にある問題やそこからの回復過程は基本的に同じだからである。

まずは絆を取り戻すことから

親や教師は、どうしてもいま目の前に起きている問題の方に注意を奪われがちだ。その点では、医者も似たようなものである。問題行動を何とか改善してやりたいと思う。だが、そこから始めてしまうと、まず失敗する。問題行動は、最終的な結果でしかない。依存の背景には、現実生活での不適応によって心が傷ついたこともかかわっているし、親や家族との関係が安定せず、そこに素直に救いを求めることもできない状況もかかわっている。

優等生が優等生であることを存在条件のように期待され、そこからドロップアウトしてしまってゲーム依存になるという場合は、その典型的なケースだと言える。ただ、依存症になっているからやめろでは、ますます自分の存在を否定されたとしか受け取れない。

むしろ必要なのは、オンラインゲーム依存になって、もう優等生でも良い子でもなくなってしまった自分という存在を、それでも大切に思ってくれる人がいる、と感じることなのだ。本人の挫折感や傷ついた思いも理解しながら、その悔しさや悲しさを受け止め、それでもまだ、その子には一杯いいところがある、愛すべきわが子なのだということを、さまざまな形で伝えることなのである。

筆者は、医療少年院で覚醒剤依存の若者のケースの治療に多数携わってきたが、その場合もまったく同じであった。覚醒剤は違法な麻薬だから絶対やめなさい、といくら教えたところで、それは何の効果もないどころか、かえって絶望的にすがらせるだけである。

回復するケースはどれも、薬物との関係そのものから回復が始まるのではないのだ。家族や人との関係から回復が始まる。インターネット・ゲーム依存でも、事情はまったく同じである。

どう対応すればいいかは、そこから自ずと見えてくる。本人と良い関係を作るということが、まず優先されるべきことなのだ。

学校に行けなくなっていても、ゲームにのめり込んでいても、それを責めてはいけない。心の中で、自分を責めているはずだからだ。むしろ、優しさやいたわりの言葉が必要なのだ。それが、こちら側の世界に戻ってこようという勇気を呼び覚ますことにつながる。

まずは、たわいもない話をすることから始める。指図したり、非難したり、余計な助言をしたりするのも控える。気楽な話ができるようになるのが、最初の段階の目標だ。

ある程度気楽に話せるようになれば、次の段階では、簡単な手伝いを頼んだり一緒に外出したりすることを試みていく。少しずつ少しずつ、本人が厭がらない範囲で頼みごとをするのも良いだろう。次の段階の目標は、家族で外出したり、レジャーに出かけられるようになることだ。

ここまで来られるケースは、改善の見込みが高い。この段階に来るまでに長い時間がかかるケースもある。しかし、だからといって改善の見込みがないわけではない。時間はかかるが、予後が良い場合もある。急がず、慌てず、苛立たず、本人のペースにじっくり付き合うことが大切だ。

筆者のクリニックや提携するカウンセリングセンターでは、保護者の対応を変え、子どもとの関係を安定化させることに、特に力を注ぐ。保護者がどう対応していけばよいかについては、くずは心理教育センターのセンター長でもある魚住絹代氏の『子どもの問題　いかに解決するか』が、参考になるだろう。

無理やり取り上げるのは危険な場合も

その意味で、無理やり取り上げるというような対応は、お勧めしない。

依存症になってしまうと、依存対象に対する執着や渇望は、常識では考えられないほど強烈なものとなる。覚醒剤依存になると、覚醒剤欲しさに、金を盗んだり、売春をしたり、自ら売人になったりといった犯罪行為に手を染めるケースも少なくない。社会的な名誉を失うことも、刑務所で暮らすことさえも、歯止めにはならなくなる。

パチンコ依存症のある男性は、金をもっているとすべてパチンコに使ってしまうので、給料をもらったら母親に預けることにした。自分から納得してそうしたにもかかわらず、パチンコに出掛け、持ち金を使い果たしてしまうと、自宅に戻ってきて、母親に金を出せと迫った。母親は、自分からした約束を思い出させようとしたが、男性は聞く耳をもたず、とにかく金を出せと、暴れまわり、家の中をめちゃくちゃにした挙げ句、母親から金を奪って、その金をすべて使い果たすまでパチンコを続けた。

インターネット・ゲーム依存でも、依存症の段階にまで至ると、それを邪魔するものに対しては激しい怒りと反発をみせ、理性のコントロールが失われてしまう。離脱症状も加わり、できないことにイライラしてしまうので、余計に衝突やトラブルに発展しやすい。家族と取っ組み合いのケンカになったり、激しい暴力を誘発してしまうこともある。

十六歳の少年ダニエル・ペトリックが起こした事件もその一例である。ダニエルはXボックスというゲーム機で、『ヘイロー3』というゲームに熱中していた。あまりにもゲームばかりやり過ぎると思った両親は、ゲームの時間を減らすように言ったが、一向に効き目がないので、ついにXボックスとゲームソフトを取り上げるという挙にでる。そのときは渋々従ったダニエルだったが、それは本心ではなかった。

その夜、彼は父親のショットガンをこっそり盗みだし、居間に行った。そして両親に言った。「目を閉じてくれる？　びっくりするようなプレゼントがあるんだ」父親は、何か素敵なプレゼントがもらえるのかと目を閉じた。その直後、発砲の衝撃で感覚を失った。父親は頭に銃弾を受け、瀕死の重傷を負ったが、奇跡的に助かった。だが、母親は三発の銃弾を受け、殺害された。ダニエルは、父親が母親を殺し、自殺したように見せかけようと、父親の手にショットガンを握らせてから、現場を立ち去っていた。逃走した彼が携えていたのは、問題のゲーム機とゲームソフトだけだった。

ゲームに熱中している子どもだけでなく、大人にとっても、ゲームは「神」に近い存在である。それを無理やり奪われることは、無理やり「棄教」を迫られ、宗教弾圧を受けるようなものである。自分の「神」を否定的に言われることさえ、許せないと思う。

ケースによっては、強制的に取り上げられて、しばらくはイライラしていたものの、離脱症状が治まると、我に返ったように落ち着くという場合もある。だが、その場合も怒りや不信感をひきずってしまうことがある。治療する意志が乏しいケースでは、たとえ入院治療を行っても成功率は低くなる。やはり本人の意志が大事なのだ。

二〇〇九年五月には、バンコクに住む十二歳の少年が、親からゲームを禁止され、学校の六階のベランダから飛び降りて自殺するという事件も起きている。少年は、友達の携帯電話に「明日が最後の日だ」という予告メールを送っていた。

依存が重度で理性的なコントロールがまったく利かないケースや、発達に課題を抱えているようなケースでは、無理に取り上げるとパニックになり、危険な行動を誘発しやすい。こうした対応は、お勧めしない。むしろ、依存するという行為には、そうせざるを得ない理由があるのだと理解した方が良い。

多面的な治療とサポートが必要

短絡的に依存という問題の解決だけを求めても、難しいのだ。認知行動療法のプログラムで改善するケースは、発達や愛着の問題が少ない、家庭環境にも恵まれた比較的軽症な一部のケースである。むしろ、覚醒剤依存症の治療と同じような、家族との関係、人との関係を変えていく治療が重要だとの感を、この十年程の経験で強めている。

心理教育、認知行動療法、動機づけ面接法とともに、共感的なカウンセリング、家族への支援、発達及び認知機能検査などを組み合わせたトータルな治療やサポートが必要である。大きな流れに沿いながら、一般の家庭や学校の関係者でもできる関わりについても、何がポイントかを説明しよう。

(1) 関係を作り、安心感を取り戻す段階

最初の段階は、受容的なアプローチによって関係をつくるとともに、依存している自覚を芽生えさせる段階である。

まず関心をもって本人の話を聞き、興味を共有する。どういうゲームを好み、どういう点に

面白さがあるかなどについて話してもらう。使用状況についても訊ねるが、決して咎めるような態度をとるのではなく、素直な驚きや誠実な関心で向き合うようにする。

ある程度関係ができた段階で、現状で困っていることはないかを聞き、その問題について話す。さらに今の状況に不安や焦り、ストレスを感じることはないかを話してもらう。

現状への不安や焦りなどが語られた場合は、何とかしたいという思いが潜在していることを示しており、脈がある。不安や焦りがどこから生じるかについて語ってもらう。現実の問題にある程度向き合おうとしている場合には、具体的な答えが返って来るが、まだそこまでいっていない場合は、あいまいな答えに留まる。

最初は、本人が来れないケースも多い。その場合も、気落ちする必要はない。先に述べたように、家族へのサポートや関わり方の指導も非常に重要だからだ。本人が来る来ないにかかわらず、家族へのサポートが、特に初期の段階では重要である。

家族は本人の状態に過敏になっており、ともすると否定的な評価をしたり、説教して無理やりやめさせようとしたりする。だが、それは本人の安心感を脅かし、強い反発や固執を引き起こすだけで、むしろ現状を悪化させてしまうことが多い。この段階では、問題になっている行動に目を注ぎ過ぎるよりも、関係を改善し、本人の安心感が高まるようにした方が、振り返りや自覚につながりやすいことを伝え、寄り添い方を指導する。特にうつ状態が強い場合には、自殺企図の可能性も伝えて、本人を追い詰めないように配慮を求めることが必要である。家族との関係が安定し、安心感が脅かされなくなることが第一なのである。実際、依存の問題をいきなり扱うよりも、その方がずっと効果的なのである。

【有名進学校に通う高校生の場合】

有名進学校に通う高校生が、ゲーム依存の末に学校に行けなくなっていると、親から相談があった。入学当初は医学部に進学する意欲に燃えて、学校以外にも進学塾に通っていた。ところが、高校一年の秋が深まるにつれて、勉強に意欲を失くしたのか、自宅でまったく勉強をしなくなった。高二になっても、まったく状況は改まらず、母親が注意すると反抗的な態度を取るようになった。夏休み前からパソコンの前にずっと座っているようになり、明け方までパソコンをしていることも多くなった。注意しても、まったく言うことを聞かない。そのため、業を煮やした父親はパソコンを取り外してしまった。

しかし、逆にイライラして、母親に対する反抗的な態度は益々エスカレートし、恐怖を感じた母親が警察を呼ぶ事態になった。その後、学校にも行かなくなり、ひきこもった状態が続いた。約束を守って使用するという条件で、パソコンを使わせるようにすると、すぐに深夜までやり続けてしまう状態に舞い戻り、再びパソコンを撤去するということが繰り返された。パソコンに熱中しはじめると、たちまち昼夜逆転の生活になり、他のことにはまったく無気力になる。パソコンの使用をやめると、その直後はイライラが激しくなり、しばらくは昼夜逆転と無気力な状態も残る。勉強も部屋の片づけも一切せず、抜け殻のような状態で暮している。

両親ともに、最初は本人の状態に苛立ちと怒りを覚えており、責めたてたり、学校に行くことを急き立てたり、という対応がみられた。しかし、無気力な状態からは、インターネット・ゲーム依存にしばしば伴う遷延性のうつ状態が推測された。うつ状態が疑われる場合には、まず自殺を防ぐことが一番重要になる。そもそも元気な年頃の子どもが、ふさぎ込んで無気力になっているわけだから、大人がふさぎ込んでいる以上に、つらい状態だと考える必要がある。その状態で本人にプレッシャーをかけることは、効果がないどころか危険である。

その旨を説明し、本人が安心してゆっくりできるように繰り返し伝えた。両親はこちらのアドバイスを忠実に実行し、それとともに、本人との関係が次第によくなってきた。いっしょに外出したり、レジャーに出かけることも見られるようになった。しかし、不登校の状態は、年が明けても続いていた。そのことに、両親は焦り気味になることもあったが、行こうという思いはあるが、まだ動けない状態だと説明し、安心感を損なわない対応をお願いした。

幸い、二月になって登校するようになり、その後状態は落ち着き、無事進級することができた。再使用からふたたび依存的な使用に陥る危険が完全に去ったとはいえないが、本人に対する家族の関わり方が、本人の主体性を尊重するものに変化したことは、今後にとってもプラスになるだろうと考えられる。実際、その後も順調のようである。

【父親の否定的な対応がネックだったケース】

高二の信太郎君（仮名）が、昨年の秋からオンラインゲーム依存に陥り、成績不振と遅刻・欠席が増え、留年の危機に瀕していると、ご両親が相談にやってきた。本人の状態に怒り心頭で、特に父親は頭ごなしに本人を叱りつけてばかりいる。母親も、不安が先だって、本人を責めたり嘆いたりしている。そのため、信太郎君と両親の対立が深まっていた。

本人の状態を説明し、対応を指導した。母親はすぐに対応を変えたが、父親は生真面目で、少し融通が利かないところがあり、どうしても息子がやらなければならないことをおろそかにして、ゲームばかりしていることが許せない。それでつい否定的な言葉を息子に投げつけてしまう。息子はそれに反発し、少し改善の兆候が見られても、また元に戻るというところで、もたついていた。そんなとき、学校の担任や保健室の先生も加わって、対応について話す機会があり、ようやく、父親も自分の認識や対応がずれていることに気がついたようだ。それから父親が対応を改めると、みるみる家族との関係が改善し、ゲーム時間も大幅に減った。それまでは何をする時も、ヘッドホーンをして耳を覆っていたのが、それも外すようになった。その後、本人自らが受診することにもつながったのである。

発達検査は、きっかけにもなる

本人の特性の把握や認知機能への影響を明らかにするために、発達検査や認知機能検査を並行して進めていく。それが良い刺激になり、生活のリズムが改善するきっかけとなることも多い。そのため何回かに分けて、来院してもらうと効果的だ。

検査結果が出ると、それについて説明し、注意機能や遂行機能の低下がみられる場合には、以前に比べて集中力や注意力が落ちていないかを、自分でも振り返ってもらい、影響の自覚へとつなげていく。

【頭痛、不眠、集中力低下で来院した中学生のケース】

十五歳の少年が、頭痛、不眠、集中力低下を訴えて母親とともにやってきた。内科や耳鼻科で診てもらって薬をもらっているが、一向に良くならないという。夜も眠れず、朝が起きられない。立ちくらみやめまいもする。授業にも集中できない。特に午前中は調子が悪く、最近は休みが増えているという。

成長期の子どもに多い起立性調節障害（低血圧）もあるようだが、生活状況をさらに聞くと、毎晩夜中の二時三時までゲームをするかネットをしているという。小学五年までは成績も良かったというが、小六からゲームの時間が増えるのに反比例して成績が下がり始めた。中二からオンラインゲームをやるようになり、不眠や頭痛が強まっているようだ。深夜のインターネット・ゲームにより概日リズム睡眠障害を起こしているようだ。

頭痛や不眠の改善のために、まず十二時以降は画面を見ないように指導し、集中力の低下などの原因をさらに調べるために、発達検査や認知機能検査をすることにした。

検査の結果、言語理解は一二〇近くあるのに、処理速度は八〇台、ワーキングメモリーは六〇台しかないということがわかった。注意力の低下に加えて、記憶力の低下も著しい。これでは何も頭に入らないし、思うように何事も処理できないだろう。言語理解の高さから、ある時期までは知識や社会常識も獲得できていたと考えられる。元々発達の偏りが潜在していたのだろうが、それが増幅されてしまった部分もあるのかもしれない。

本人には、とても優秀な部分もあるのに注意力やワーキングメモリーが低下して、力が発揮できなくなっている可能性があり、とてももったいないこと、もっと能力を活かすためにもゲームや画面を見る時間を減らした方がいいこと、また、依存することで注意力などが低下する危険があること、を伝えた。

こちらからうるさく指導しなくても、検査に通ってくることがほどよい刺激とリズムになったのか、生活が変わってきた。画面を見る時間を減らしたことで、「頭痛が減った」「目が疲れなくなった」「よく眠れる」「朝から起きて、毎日学校に行っている」といい、「九時以降パソコンを止めている」と話す。そのうち、「授業中の集中力も改善してきた」「宿題もしている」といった発言も聞かれるようになった。

このケースのように、身体的な症状をきっかけに検査や生活指導をする中で、ほどほどの利用に落ち着く場合もある。身体的な症状の原因が過剰使用にあったと理解することで、ブレーキがかかりやすい。

この段階でも、インターネットやゲームの利用をコントロールできるようになりたいという気持ちがある程度強まっている場合には、認知行動療法を中心とするプログラムを受けることを勧めてもよい。しかし、まだ自覚が乏しい場合には、次に述べるような受容的なカウンセリングや動機づけ面接法によるアプローチを続けながら、機が熟すのを待つ必要がある。

(2) 自覚を芽生えさせる段階

まだこの段階では、多くのケースは心のどこかで問題を感じながらも、向き合うことを避けている。無理に向き合わせようとしても抵抗が強まるだけである。話しやすいことから話題にしながら、責められずに受け止めてもらえるという安心感を培っていく。

ゲームやネットについて話してもらう場合にも、まずはポジティブな側面から始める。ゲームやネットに何を求めているのか、どういう部分に惹きつけられるのかについても語ってもらう。振り返りが弱く、自己分析が難しい場合は、他のケースでは一般にどういう動機がよく見られるかをあらかじめ説明し、そのうえで、自分の場合はどういう要素が大きいかを話してもらう。

ある程度話が深まってきたら、ゲームやネットをやっているとき、あるいはやった後で、不安や焦りや後悔を覚えることはないかを訊ねる。問題を少しでも自覚している場合には、実はそういうこともあると打ち明けるだろう。どんな気持ちになるかを、話せる範囲で話してもらう。

さらに掘り下げるために、心からの楽しみとしてゲームやネットを使用しているのか、それとも、時間潰しや現実の厭なことから逃れるために使用している面はないかを振り返ってもらう。現実に向き合い始めている場合は、逃避的な使用になりがちなことを認める。その場合は、自分の状況に向き合おうとしている姿勢を評価するとともに、逃避的な使用によってどんなことから逃れようとしているのか、を考えてもらう。さらに、それによってどういうメリットがあるか、デメリットがあるか、を語ってもらう。ゲームのどういう部分が自分を惹きつけ、そこから離れ難くさせているかを振り返り、言葉にしていく。言語化することで問題が明確になり、自覚が促される。

この段階でのゴールは、現実の不安やフラストレーションから逃れるために、逃避的な使用に頼っていることに気づき、それによって生じている現実の不利益を明確化するとともに、にもかかわらずそれを続けてしまっていることを自覚することである。「やめたいと思っても、やめられないということはない？」「悪いとわかっていても、ついやってしまったりしない？」「ついウソをついても、やろうとしたりしない？」と、カギになる質問を投げかけながら、依存症についての自覚の準備をしていく。そのうえで、依存症に陥っていることや、そのレベルについて伝える。

離脱症状や耐性、他のことへの関心低下、優先順位の逆転などについて、思い当たることはないかを話してもらう。チェックリストをみながら話してもらうと、本人も整理しやすい。また、依存症によって生じる機能低下についても説明する。注意力の低下や遂行機能の低下、無気力などについて、思い当たることはないかを語ってもらう。多くの人に心当たりがあるものだ。

そのうえで、克服する意志があるか訊ね、たとえ一〇％でもあると答えれば、脈があると言える。「ゼロではないんだ」と、その答えを前向きに受け止め、ゼロではない気持ちを深めていく。

自覚が生まれるのは、回復の兆候

悪循環を止めるうえで決定的なステップは、自分が依存症に陥っているという認識をもつことだ。だが、重症なケースほど、それが難しい。病識をもつことは、それほど容易ではないのだ。むしろ、病識をもつことができた時点で、回復のプロセスの半分まで来たと言えるかもしれない。その意味で、自覚が生まれることは回復の兆候であり、コントロールを取り戻すチャンスがあることを示している。

実際、自覚をもって自ら治療を受けにくるケースでは回復が良い。依存初期の段階で自覚が生まれた場合には、非常に予後が良いことが多い。危険を理解しただけでブレーキがかかり、興味を失くしたようにやらなくなることもある。

しかし、無理やり親が連れてきたという場合には、その厭々度が強いほど改善は困難になる。病識が生まれ、それを受け入れるまでに時間がかかる。まだ依存症だという事実に向き合えない段階では、無理にそれを受け入れさせようとしても、強く反発するだけで逆効果である。

まずは話ができる関係になることが先である。そのためにも、話をする場合は、本人と一対一で行うのがよい。保護者や第三者が同席すると、本人は心を閉ざしてしまいやすい。面接はできるだけ、本人と一対一で行ない、保護者には、別の場で説明した方が良い。家族間の葛藤に手を入れようとする特別な目的をもつ場合は、同席面接が必要だが、初期のうちは、メリットよりもデメリットが大きい。

依存症だと決めつけるような言い方をするよりも、チェックリストをつけてもらいながら、本人自身に判定させるというのも、受け入れやすくする一つの方法だ。また、断定的な言い方ではなく、意図的に婉曲的な語法や暗示的な言い回しで伝えるほうが、効果的な場合もある。依存症という自覚にこだわらず、むしろ行動上の変化を誘う方がうまく行くことも多い。ある程度行動が変わり始めてから、自分が依存症になっていたと語る場合もあるからだ。

ピンチは改善のチャンス

ピンチとなる問題をきっかけに、よく話し合って、しっかり関わりをもつことで、親子関係が改善することも多い。子どもは、親が本気でわが子を守ろうとしている場合には、それを感じるものであるし、最初は抵抗していても、守ってくれたことを受けいれ、やがて感謝するようになることも多い。次の二つのケースは、そうした一例である。

【ケータイ・セックス依存から娘を救ったケース】

N子さんは、大学もアルバイトもうまくいかず、行き詰まりを感じていた。その当時は家にいるのがつらく、家にいると余計に気持ちが塞いだ。ことにN子さんにとってストレスだったのは、父親が仕事から帰ってくると、すぐにイライラしてN子さんが「家でぶらぶらしている」と詰り始めることだった。

そんなN子さんが、ケータイで知り合った男性と関係した。男性はN子さんに優しくしてくれて、N子さんは今まで味わったことのないような満足を覚えた。それから、N子さんはストレスが溜まると、ケータイで相手をしてくれる男性を探し、その場限りの関係をもつようになった。両親には友達のところに泊まると偽り、ときどき外泊するようになった。

異変に気づいたのは、母親の方だった。連絡したい急用があり、泊まりに行っているはずの友人に電話をかけたところ、実は来ていないことがわかったのだ。しかも、最近ずっと会っていないという。愕然とした母親が本人に問い詰めて、真相が明らかになったのだ。

二度とそういうことはしないと約束したが、その後も、何かと口実を見つけては同じことを繰り返した。相談を受けたのは、そうした状況でだった。本人の話では、やったらダメだとわかっているし、やめようと思っているのだが、ふと魔が差したようにセックスしたくなると、連絡を取ってしまうと話す。本人がそのことを自ら相談してくれたことは、改善につながる大きなチャンスとなると評価した。本人は自らの行動を分析し、危険もわかっているが、どうしても目の前の欲望に負けてしまうと話した。決意して帰り、しばらくはおとなしくしているものの、一カ月と我慢できないのだった。

その後、紆余曲折を経て悪い依存を脱し、とても安定した状態を回復するのだが、結局このケースで有効だった対処として、三つのポイントが挙げられる。

一つは、親子が話し合える関係を取り戻したことだ。親が責めるのをやめ、本人の状況を受け止められるようになるとともに、本人も隠し事をしなくなった。

二つ目は、本人の同意のもと、親がケータイの契約を解除したことであった。それも、話し合いができるようになったからうまくいったことである。

もう一つは、父親が治療を受け、イライラして本人に当たることがなくなったことである。父親の否定的な対応によって、N子さんは余計に自己評価を下げ、何かにすがらないと自分を保てなくなっていたのだ。一方、父親も過労やストレスからイライラしやすくなっていたのである。自らも治療を受け改善に努めている父親の努力が、本人だけがケータイを我慢しているという不公平な思いを和らげることにもなった。

家族との関係を改善し家庭での居場所を確保することと、依存を断ち切ることの両方がうまくいって、初めて本当の意味で依存の克服につながったのである。

【ゲーム依存の息子と闘った父親】

高校二年生の男子生徒がオンラインゲームにはまりだしたのは、一年生の秋のことである。成績は急降下し、担任からも連絡があって、両親が慌てて学校に行くと、提出物が出せていないし、授業中も居眠りが増え、このままでは留年になるかもしれないという。

父親が単身赴任し、両親の仲もぎくしゃくしたことも影響したようだ。母親は「何とかして」と父親に不満やイライラをぶつけ、父親は週末に自宅に戻ってきて形ばかりの指導をするが、一向に事態は改善しない。何とか留年は避けられたものの、その分を挽回しないと、今度は本当に危ないと言われている。それなのに、本人は留年しなかったことで事態を楽観したのか、再びゲームにのめり込んでいる。定期テスト期間中だというのに、いっこうにパソコンの前を離れようとしない。

母親に泣きつかれた父親は、本人と話し合った末、パソコンをリビングに移したうえ、使用制限をかけることにした。息子は反発しつつも、一応受け入れ、それでテストは何とか乗り切った。ところが夏休みになり、本人のたっての希望で使用制限を外すと、再び一日中ゲームをする状態になった。母親は、パソコンの前に坐り続けている息子の姿を一日中見せられて再びイライラし、父親に不満を言い続ける。

たまりかねた父親は息子と再び話し合うが、もう一度使用制限をしてはという提案に、息子は強く反発し、休みの間くらい自由にさせてほしいと言い張る。挙げ句の果ては取っ組み合いのケンカになってしまった。だが、父親はそのケンカに勝利し、息子も父親が体を張って闘ったことを意気に感じたのか、再び話し合いをした結果、パソコンがあるとやりたくなるので、どこか目につかないところにしまってくれ、ということになった。

自分も使っていたため、それには母親も躊躇したが、最終的にどちらも使わないということになり、パソコンを撤去し、押し入れにしまった。ときどきは不満を言うこともあったが、生活も落ち着き、新学期を迎えることができた。

このケースのように、半ば力ずくで止めさせることにはさまざまなリスクもあるので、あまりお勧めしないが、結果的にうまく行く場合もある。ただその場合も、本人が最終的に納得するまで話をするということが不可欠だ。一方的に禁じるという姿勢では、後になってかえって問題がこじれることが多い。

このケースが改善に向かえたのにはもう一つ要因があった。それは、親がカップルカウンセリングや個別のカウンセリングを受けて、夫婦仲が良くなったことである。母親任せにしていた家庭の問題にも、父親が積極的に関わるようになり、そのことに、息子も安心感を覚え、父親との約束を守るようになったのである。

親も不便さを忍ぶ

子どもがテレビを見る時間を減らそうと思えば、親がテレビを長時間見ていたのでは実行は難しい。ゲーム依存の場合も、親がパソコンやインターネット、スマホに依存していたのでは、子どもにだけ使うなといっても、子どもは理不尽に感じてしまう。

制限してもなかなかうまく行かない場合には、親も使わないという決意と行動を示すことも一つだ。家のパソコンを処分するか、押し入れにしまってしまう。インターネットやスマホの契約を解除するか、休止する。自分にできないことは、子どもに求めても無理である。

ただし、「ママもスマホをやめるから、あなたもやめなさい」という言い方はNGだ。ママがスマホを止めるのはママの勝手で、自分までどうして止めなければならない、と反発するだろう。

まず必要なのは、今の状態のままで本当にいいのか、ということを、真剣に話し合うことだ。その上で、本人が危機感や不安を語り、自分でも使用を減らした方がいいと思うとか、やめたいがやめるのは難しいと思う、といった本音を語るようになり、やめるための具体的な方法を話せるようになった段階で、親の側の決意として持ち出すとよいだろう。

そうすれば、親はただ一方的に命令するだけでなく、一緒に取り組もうとしてくれている、一緒に苦しみを分かち合おうとしてくれていると思い、子どもの側のモチベーションを高めることにもつながる。自分はこれまでごまかしてきたが、本当は心のどこかに抱いていた危機感に、本気で向き合おうとする気持ちを生む。

真の危機感と底つき体験

第四章の冒頭で紹介した眼科医アンドルー・ドアンは、どうやって十年以上にわたる重度のインターネット・ゲーム依存を脱することができたのだろうか。

ついに妻からも愛想をつかされ、離婚調停を受けたところまでお話ししたと思う。このままでは妻子も失ってしまうという状況に、彼は愕然とし、落ち込んだ。一時は自殺も考えた。その危機をとりあえず救ったのは、実家から駆けつけてきた母親だった。母親は息子を慰め、生活に安定を取り戻させることで支えたのである。弁護士を雇い、多額の費用を払って妻側と交渉を重ねた結果、妻は最終的に、もう一度だけ彼にチャンスを与えてくれることになった。彼が生活を改めるという条件付きで、戻ってきてくれたのだ。

母親が守ってくれたことは、ある面では最悪の事態を防いだが、ある面では、彼が自分の問題を自覚するのを遅らせた。この期に及んでさえも、彼には自分が依存症だという自覚はなかった。ゲームをする時間を減らして、ほどよくやればいいと楽観的に考えていたのだ。

だが、それは間違いだった。ほどよくやることなどできなかったのだ。妻が戻ってきてからしばらくは、ゲームの時間を減らすようにし、特に妻の目の前ではやらないようにしていたが、次第に妻の目を盗んで、あるいは、妻が寝ているときや留守のときに、以前と同じようにゲームをやり続けるようになってしまった。

彼は、パソコンの前に坐ることをカモフラージュするため、ネットビジネスを始めた。ゲームをすることについても、仕事のストレスを解消するという口実で再び正当化すると、堂々とやり続けるようになった。再びゲーム以外のことには関心がなくなり、クリスマスさえ家族とは過ごさず、妻と子どもたちが実家へ行くと、それを良いことに彼はクリスマス休暇の間、ゲームをやり続けた。五歳の娘は、家族を紹介する絵を描いたとき、「これがパパです。太っていて、悲しい顔をしています。どうしてかと言うと、パパは公園にも行かず、ゲームしかしないからです」という説明文を添えた。

しかし、十年以上に及ぶ依存状態の後、いよいよ彼も年貢を納めるときが近づいてきた。それは彼が手根管症候群という病気になったことからだった。手根管症候群は、指の使いすぎから起き、しびれや痛み、麻痺などを引き起こす。彼の場合は、激しい勢いで長時間マウスをクリックする動作を続けたことが原因だった。

利き腕に力が入りにくくなるなどのため、この疾患は、誰がかかっても不自由で苦痛が大きいが、職業的に右手を使う人にとっては、致命的になる。彼は眼科医であり、眼科の手術は、非常に微細な手先のコントロールを必要とする。利き腕のしびれや痛みで、思うように指先が動かせず、しかも手術中に手が震えるということになると、それは眼科医としての生命にかかわる問題だった。

ことここに至って、ようやく彼も、自分の身に大変なことが起きていることを自覚するようになった。ゲームに長時間はまることで、生活や健康に害を与えているだけでなく、結婚や家庭生活も、そして医師生命さえも危険にさらしているということに気づいたのだ。移民の子として貧困と差別の中で苦労しながら、ようやくつかんだものを、すべて台なしにしてしまうかもしれないという危機感が、彼の目を覚まさせたのだ。

彼はついにゲームを一切やめるしかないと心に決める。適度にゲームをしようという甘い考えは捨てたのだ。

（3）背景にある問題を吐露し、整理する段階

依存への自覚がある程度生まれると、次の段階としては、それをさらに深め、行動を変えていくことにつなげていく必要がある。認知行動療法を中心とするプログラムを受けてもらう良いタイミングだが、多くのケースでは、共感的なカウンセリングを継続ないし併用した方が良い。

カウンセリングでは、背景にある問題を掘り起こし整理する作業を進めるとともに、動機づ

け面接法によるアプローチで、やめたい気持ちとやめられない気持ちの間で揺れる心境を受け止め、変わろうとするモチベーションを維持する。

純粋にゲーム、ネット依存だけというケースは稀である。大部分は、現実の対人関係や現実の課題での躓きによって不適応を起こし、そこから逃避するために、依存的使用に陥っている。その根底には、家族との不安定な関係や過保護、愛情不足などが関係していることも多い。

その部分に向き合い、一定の解決を見出していかないと、依存する行為だけをやめようとしても、なかなか効果が出ないし、やめかけても、また元に戻ったり、依存的行動は減ったものの、建設的な行動にはつながらず、うつ状態や無気力が長引いたりする。

ゲームやネットにのめり込むようになったきっかけや背景について語ってもらい、そこに潜んでいる不適応の問題、心を傷つけられた体験、挫折体験をじっくり聞いていく。そうした体験の中で何を感じどんな思いを味わったのか、今も何を恐れているのかなどを語ってもらう。そこを十分に共感しながら、聞いていくことが必要だ。

ともすると次の段階に急ぎたくなるが、背景にイジメや長い不登校、挫折体験、心理的な虐待などがあるケースでは、その苦しさを十分に受け止めないままに次に進んでも、すぐ行き詰ってしまう。

【心の傷をひきずっていた女子生徒】

高校の女子生徒が、学校にいけなくなっているというので、相談にやってきた。一日中スマートフォンかパソコンでゲームをしていることが多い。昼夜のリズムも乱れ、ひどいときは、夕方に起きて明け方に寝る。不安や緊張が強く、一人で外出するのも好まない。いつもうつむきがちだ。教室に入ろうとすると、怖くなったり息苦しくなる。最近は、教室どころか校門のほうに歩いていくだけで気分が悪くなる。学校の友達との関係も薄れ、心配して連絡してくれる人もいなくなった。

いま心を許せるのは、オンラインゲームで知り合った年上の人やメールだけでやり取りしている似た境遇の子。女の子だがゲームは得意で、パソコンにも詳しい。中学の前半までは、勉強もよくできた。今も勉強は嫌いではなく、できれば大学に進学したいという。

学校に行けなくなったのは、イジメが原因だった。グループを仕切っている女の子から、いじられるようになったのだ。勉強ができることを疎まれたのか、それとも愛想よく振る舞わないのが面白くなかったのか。「陰気くさ」「勉強ばっかりしてるの?」「こっち見んといて」と、投げつけられる言葉に傷ついて、行けなくなった。

その頃は、表情も暗かった。父親と母親が離婚したばかりの頃で、楽しいはずもなかった。余裕がない母親は、めそめそ泣いたり、イライラして八つ当たりした。どちらを向いても、居場所はなかった。救いはゲームやネット、それから絵を描くことだった。

口数は少なく、最初はあまり心のうちも言いたがらなかった。傷ついた思いを本格的に語るようになったのは、通院を始めて半年以上たってからだった。語られる一つ一つの出来事に、共感しながら耳を傾けていく。それで教室に入るのが怖くて、行きたくても行けなかったんだね、お父さんのこともお母さんのことも大切なんだね、と、言葉にして言うことができなかったことを言葉にして、共有していく作業だ。次第に、以前とは別人のように自分からよく話してくれるようになった。

そんなある日、彼女は自分から、いま通っている全日制から通信制に代わろうと思うという決意を話した。さらに転学して一月もすると、学校のない日にバイトを始め、見違えるように元気になった。現実の生活が広がるにつれて、オンラインでの付き合いは、生活のごく一部に後退していった。


オンラインゲーム依存やネット依存の背景に、現実の対人関係や家族との関係で苦しさを抱え、居場所を失っているという状況は非常に多い。依存症は、適応障害と表裏一体の関係にある。依存症にばかり目を注ぎ過ぎるよりも、居場所を失った苦しさをしっかり受け止め、心に傷を受けながら、耐えて生きてきたことを前向きにとらえ、小さくても、受け止め方に変化を起こすことができると、行動が変わり始める。自ずと、依存の問題も軽減し、良いバランスに変わっていく。そこでのポイントは、共感と肯定的な意味づけである。

それと同時に家族との関係をさらに安定したものにしていくようにサポートする。家庭で安心感が確保され、家族との信頼が回復し始めて初めて、こうした作業にも取り組もうとするからである。そのためにも、家族が治療に参加することが非常に大事である。背景にある問題の整理が必要なのは、しばしば親の側であることも多いからだ。知らず知らず子どもに過剰な期待やプレッシャーをかけていたり、両親の夫婦仲が影響しているようなケースでは、親が自らを振り返り、考え方、生き方を変えていくことが、事態の改善のために必要なことも多い。

【家族は社員？】

中学二年生の男の子がゲームにのめり込み、まったく勉強をしなくなったと、母親が相談にやってきた。しかも、昔は親の言うことをよく聞いてくれたのに、最近は反抗がひどいという。体が大きくなったこともあり、ゲームを止めさせようとした父親が息子に殴られるということがあり、それから父親はまったく息子のことにかかわらなくなった。母親は仕方なく父親に代わって息子に注意しているが、効果はなく、そのことで、夫との関係もぎくしゃくしている。両親の間が険悪となって、息子はいっそうゲームにのめり込んでいる。

父親は一流企業の管理職で、会社では活躍している。二回目のセッションから、父親も来てもらって話を聞くと、父親もどうかかわっていいかわからない様子だ。「家族を社員だと思い」社員に対してするように指示したり、「研修してきた」という。ところが、会社とは違って、自分の意に従ってもらえない状況になり、お手上げになっているのだ。

話し合う必要があると言っても、どう話し合っていいかわからないという。トップダウン式に指示したり、教えたりすることはできても、本人の気持ちを汲みとりながら、考えをやり取りするということに不慣れなのだ。そこで、やり方を手取り足取り指導する必要があったが、そのポイントは、結論で争うのではなく、結論に至るまでプロセスや理由の部分に焦点を当て、本人の考えも尊重しながら、やりとりを積み重ねるということだ。

さらに、夫婦の間にあったわだかまりを、カウンセリングで解消する中で、まず父親と母親の関係が良好になった。足並みがそろい、連携しながら息子に根気よくかかわっていくようになった。そうした働きかけの中で、依存症の危険やそれについて生じる弊害についても、本人に伝えることができた。息子は、その直後は受け入れようとしなかったが、それからしばらく経ったある日、自分からゲーム機をもってきて、「預かってほしい」と言い出した。以来、すっかり落ち着いている。

親との関係が良くなり、感情的に叱ることがなくなると、自分で自分を振り返るようになる。

そこに、冷静で客観的な視点で、依存症の危険性という認識を入れてやると、それが徐々にワクチンとして効果を発揮し始める。

(4) 変化への決意を引き出す段階

傷ついた体験や抱えている苦しさについて、十分受け止める作業が終わりに近づくと、もともと適応力のある人では、本人から行動を起こそうとし、変わろうとし始める。こうしたケースでは、小さな変化に目を向け、その変化を強化していけば、自然に行動が変わっていく。行動を強化する方法として動機づけ面接法でよく使われるのは、まずその変化に着目し、よくそんなふうに考えることができた、行動することができたと評価を与えることである。また、「どうして、そんなふうに変われたのかな?」「しようと思ったのかな?」と、理由や動機を尋ね、語ってもらうことも、とても効果的だ。さらには、「そうするには、具体的にどんな方法が考えられるかな?」「いまきみにできることは、何だろうね?」と、具体的な方法を問い、答えてもらうことも、さらに決意を深めることにつながる。

ときには傷ついた思いや、自信のなさや、不安にとらわれて、なかなか前に進めず、事態が膠着するという場合もある。そうしたケースでは、ジレンマを明確にし、変わりたい思いと、変わるのが不安な思いの両方を受け止めた上で、本当はどうしたいのか、どうなりたいのかを問う。どうせダメだという弱気な気持ちにとらわれている場合には、仮定法の質問を用いて、「もし何でもできるとしたら、どうしたい？」と訊ねてみるのも、本音を聞くのに役立つ場合がある。回避が強い場合は、もうそろそろ逃げるのをやめようか、自分で自分の人生を変えてみないかと、迫ることが効果的な場合もある。

この段階のゴールは、現状を変えようとするチェンジ・トークを引き出すことである。「何とかしたい」「自分を変えたい」「こんなことをやってみたい」という気持ちを語るようになることだ。その言葉が実行できるかどうかということに、とらわれる必要はない。まず言葉が変わることが大事なのである。だが、こちらから余計なことさえ言わなければ、黙っていても、行動の変化になって表れることが多い。逆にこちらが焦って催促したり、急かすようなことをいうと、ブレーキをかけてしまう。

【二十代の成人のケース】

慢性的な無気力と不眠を訴えて来院した二十代後半の男性Kさんは、数年前からオンラインゲーム依存になっていた。この二年程は、ほとんど仕事もせずにこもりがちとなっていた。オンラインゲームでやり取りする以外は、誰かと口を利くこともほとんどない。かといって、今の生活状況を変えようという意思も乏しかった。

そこで、不眠やうつ状態の治療をしながら、本人の目線で話を聞くことに徹した。通ってくるうちに、オンラインゲームの話をしたり、昔働いた職場や過酷な子ども時代の話もするようになった。その時々で話題は変わるが、一貫して心がけたのは、本人の気持ちに共感しながら現状をありのままに受け止めることと、もう一つは、少しでもいい変化があると、前項で述べたようなやり方で、それを強化することだ。

それを積み重ねていくうちに、こちらから何も言っていないのに、少しずつ発言が前向きになり、寝る時間が段々早くなり、毎日運動をしていると言うようになり、そのうち仕事を探していると言いだし、とうとうバイトを始めた。その頃には、オンラインゲームの話題がめっきり減っていたが、ある日やって来るなり、「ついやりたくなるので、(オンラインゲームの)アカウントを削除しました」と言ったので驚いた。

(5) 決意を行動に移す段階

小さな変化から始める

チェンジ・トークが語られるようになると、次の段階として、それを具体的な行動に結び付けていく。その場合、行動療法の原則はスモール・ステップである。小さなチャレンジであっても、そこで成功体験を積むことが、大きな変化につながっていく。

逆に無理をして一足飛びに大きなチャレンジをして、失敗してしまうと、「自分には変わることは無理だ」「どうせやめられない」という後退した気持ちになり、もうチャレンジしようとしなくなる場合もある。そのため、努力すれば十分達成できそうな課題から始めていく。明け方までやっている人ならば、午前三時までで切り上げる、を最初の目標にする。二時三時までやっている人なら、十二時までで切り上げるのを、当面の目標に据える。その場合も、一度にすべて達成することを求めすぎず、一回でも達成できれば評価する。

依存のコントロールにばかり関心が向きすぎないことも大事だ。それは生活の一部の問題として捉え、本人なりに努力すればできる課題を見つけてもらう。こちらから提案する場合もある。家事や散歩をするといった身近なことが大事である。

小さなステップを積み重ねながら、自分の行動をコントロールできることの素晴らしさを体験してもらい、そのときの気分について、本人に語ってもらう。さらに、試験期間や繁忙期、旅行などの機会を利用し、何日か使わないでいることにチャレンジしてもらう。人によっては、この段階で、自分から完全にやめようとする人も現れる。ゲーム機を処分したり、パソコンのゲーム用アカウントやプログラムを削除したりする。

しかし、多くのケースの回復は、完全に断つというよりも、一定の枠内での使用に落ち着く。ふたたび再燃する恐れがないとは言えないが、本人に適した学校、職場に出会えると、依存的な使用には至らなくなる。ただ、こうした変化が現実的な行動として維持されるためには、依存症というものの特性の問題について理解し、そこに手を打つ必要がある。適応障害の側面をもつが、やはり依存症は依存症であり、通常の適応障害の扱い方だけでは、また元の木阿弥になりやすいのだ。

認知行動療法を核とするプログラム

そこで力を発揮するのが、認知行動療法を核とするアプローチである。カウンセリングの流れの中で行うことも可能だが、プログラムに沿ってワーク的に実施できるのも、認知行動療法の一つの利点である。

インターネット依存やインターネット・ゲーム依存の回復プログラムには、心理教育や認知行動療法を採り入れたさまざまなプログラムが開発され、実施されている。通常、八回〜十二回くらいのセッションに分けて行われる。プログラムによって盛り込まれる内容にはヴァリエーションがあるが、多くのプログラムで扱われるのは、以下のようなものである。

①自己診断（自己チェックリストを使って、依存症の程度を知り、随伴する症状についても考える）

②心理教育（依存症の仕組みや依存症によって生じる弊害、脳や発達への影響について学ぶ）

③背景についての分析（依存の歴史をたどりながら、その背景やメリット・デメリットについて振り返る）

④自己モニタリングと行動分析（自分の行動や気分の状態を記録し、依存的行動のトリガーや結果について考える）

⑤歪んだ認知・信念の発見（依存的行動の根底にある認知の歪み、偏った信念を探り当てる）

⑥認知的再構築（歪んだ認知や偏った信念を、より適応的なものに修正する）

⑦セルフ・コントロールを高める訓練（渇望や不安にとらわれたときの対処法や思考停止法を実践的に学ぶ）

⑧行動計画と行動変容（行動目標を立てて、依存的行動を減らす試みを行う）

⑨ハーム・リダクション（不快で有害な身体的、精神的症状を緩和する）

⑩スキルトレーニングや問題解決（コミュニケーション・スキルを高める訓練を行うとともに、現実の問題への具体的な対処を考える）

⑪再発予防（再発のリスクやその場合の対処について学ぶ）

ある程度自覚をもち、改善しようという決意がみられるケースでは、こうしたプログラムはとても効果的である。ただ、住んでいる地域などによっては、まだこうしたプログラムを身近に利用するのが難しいことも多い。また、プログラムを受ければ、ことが済んだというわけではなく、そこから本当の戦いが始まることになる。

そこで、問題をそれなりに自覚し、利用を減らそうと思い始めている本人やその方を支えようとしているご家族、教師、医師などが、どういう点に特に注意して取り組んでいけばよいかを、成否にかかわる一番肝心な点に話をしぼって述べていきたいと思う。

空いた穴を埋める

インターネット・ゲームを卒業するためには、ただやめようとしてもうまく行かない。なぜならば、その人が夢中になるのには、それなりの理由があるからだ。先にも述べたように、人間の基本的な欲求、すなわち、安全の欲求、所属の欲求や承認の欲求といった社会的欲求、さらには自己実現の欲求さえも満たされてしまうし、そこでしか満たされないがゆえに、やめるにやめられないのである。さらに生理的なレベルで起きる渇望や離脱症状の苦しさも加わる。やめようとしても、重力に吸い寄せられるように、いつのまにか元に戻ってきてしまう。

したがって、インターネット・ゲームへの依存を、本当の意味で卒業するためには、それによって埋めていた心の穴を他の方法で埋めなければならない。ゲームやインターネットによって代償的に満たされている欲求を、現実の生活の中で満たすことのできるように、その機会や行動を増やしていく必要がある。そこが変わっていなければ、せっかく勇気を出して、自分を変えていこうとしても、苦しさや淋しさ、空虚感から、「やはり自分には、オンラインの世界しかない」と、逆戻りしてしまう。反対に、たとえ依存の最中にあって自覚が不十分な場合でも、ゲームやネットにだけ見出していた報酬が、他の活動でも味わえるようになると、利用時間や依存の程度を軽減し、ゲーム依存の自覚や、自分の生活を見直すことを助ける。

では、具体的に、どうした対策が有用だろうか。

①強い渇望や離脱症状と向きあう

まず問題になるのは、依存が強い場合、やらないでいることによって生じる強い渇望や離脱症状をいかに乗り越えるかということだ。これは生理的なレベルの欲求なので、非常に切実であり、その自覚がないと、イライラが暴言や暴力にもつながる。まず、それが依存症に伴って起きているということを、自覚する必要がある。もう一つ大事なことは、本人の主体的な決意である。なぜなら、本人が本気でやめようと決意してやめた場合には、離脱症状も軽いことが多いからだ。逆に厭々やめさせられた場合には、強く出やすい。

やめよう、減らそうと思っていても、依存症がある以上、何かのきっかけでやりだすと、またのめり込んでしまいやすい。それを防ぐためには、一時的にやりたい気持ちになっても、すぐには自由にできないように、あらかじめ枠組みや歯止めを設定しておくとよい。

依存が軽度な場合には、アクセスできる時間を制限し、それ以外の時間にはやろうと思ってもやれないようにする。依存が中度の場合は、一定期間やるのをやめる。パソコンを取り外してしまい、押し入れの奥にしまう。スマホの契約を一時的に休止する。一週間を峠として、離脱症状は軽減し、落ち着いてくることが多い。本人が納得してゲーム断ちをすることは、とても意味がある。十日以上、できれば一カ月程度の期間、使用できない状況を維持する。それで本人がもうやらないと言い出せば、かなりチャンスがある。再開を希望するときは、依存がぶり返しやすく、時間制限を行う必要がある。

依存が重度な場合には、一切やめる決意をしたうえで、それを行動で示すことが必要だ。自ら入院する。アクセスが困難な場所でしばらく生活する。

韓国のレスキュー・スクールでは、十二日間というのが標準的な期間である。入院治療の場合は六週間から八週間が一つの目安とされる。しかし、アルコール依存症の入院期間は三カ月が標準であることを考えると、効果を徹底するには、短すぎるようにも思える。中国の教育キャンプでは、三カ月から四カ月の期間設定を行っている。

だが、もっと容易にできる行動としては、パソコンを廃棄する、スマホの契約を解除する、があるだろう。自らハンマーでたたき壊すといった行為を推奨している治療者もいる。それによって、やめる決意をはっきりと示すのである。自分を縛ってきた鎖を破壊して、自由を取り戻す象徴的な行為として行うわけだ。

　いずれにしろ、やろうと思えばやれてしまうのにやめることは、非常に困難である。しかし、やりたくてもどうせやれないとなると、諦めがつきやすい。乗り越えるのが、ずっと容易になる。

　ある期間を乗り越えれば、渇望と離脱症状は薄らいでいくことを理解しておくことは助けになる。いつまでも続くわけではないのだ。一旦、離脱を終えると、再び使用しない限り、やらないでいることはそれほど苦痛ではなくなる。あれほど熱中していたことが、理解できないくらいに思える。しかし、そうした場合でも、再び使用してしまうと、ことに枠組みを決めずにやってしまうと、以前の熱中が甦ってきて、あっという間に耽溺状態に陥りやすい。

　そうならないために、ゲームにアクセスできる環境を作ってしまわないようにする。ゲームのアカウントをもたない、クレジットカードをもたない、パソコンにアクセス制限を施し、パスワードは家族が管理するといった方策が有効だ。

薬物療法が有効な場合も

　離脱に伴うイライラや落ち込み、不安に対して、薬物療法を行うことは、しばしば有効である。覚醒剤やアルコール依存症でも、薬を適切に使うことで、離脱はかなり楽になる。

飽きた状態を人為的に作って、依存症を治療する方法も近年行われるようになった。麻薬中毒の治療に使われるナロキソンなどの薬によって、オピオイド受容体（β－エンドルフィンなどの麻薬様物質の受容体）をブロックし、最終的にドーパミンの放出を抑えてしまうのだ。プレイしても前ほど楽しくないので、やらなくなっていくわけだ。

ただ、こうした薬には副作用がある。歓びを生じにくくするので、うつ状態にしてしまう場合もある。ゲーム依存のケースでは、うつ状態を伴っていることも多いので、こうした薬を安易に使うと、自殺念慮などを強めてしまうことがある。未成年のケースには、原則使えない。安全性の点も考えると、気分安定薬や少量の安定剤がコントロールに役立つことが多い。

②安全な居場所を提供する

すでに何度か書いたが、特に重要な点なので、もう一度強調しておきたい。これは最初の段階だけでなく、どの段階においても重要であり、回復過程が進んでいるときにもそのことを忘れてはならない。

ゲーム、ネット依存の背景には、現実が本人を脅かすものとなり、「避難場所」「安全な居場所」を求めているという状況が、しばしば見出される。しかし、それを身近かな誰かに相談したり、話を聞いてもらったりすることで解消できていない。家族に言っても、どうせわかってくれないか、逆に責められるので言う気もしない。それで、一番手近なところで避難場所を提供してくれるゲームやネットに向かう。かつてであれば、現実の世界で挫折した若者が、暴走行為やシンナーを吸って現実逃避していたのが、今は、そんな泥臭いことをしなくても、コンピューターやスマートフォンがあれば、すぐに避難場所に接続できる。大人の場合も、アルコールやギャンブルで嫌な現実を忘れる代わりに、一見、害がないゲームやネットのめくるめく興奮で憂さを晴らそうとする。

つまり、ゲーム、ネット依存は、安全への欲求という人間の基本的欲求に衝き動かされているとも言えるのである。

そうしたことを理解すれば、ゲームやネットに依存していることを非難したり、嘆いたりすることが逆効果になってしまう理由もよく理解できるだろう。そうすることは、ますます本人の安全感を脅かし、依存対象への逃避を強めるだけに終る。最後の砦であるはずの家族さえも鬱陶しがるようになり、インターネットやゲームの世界にしか安住の場所を見出せなくなってしまう。

回復がみられ、落ち着いてきたからといって、また以前と変わらない期待を押し付けたり、もっと先を急がせようとしたりすると、安全感が脅かされて、逆戻りが起きる。その点も気をつけたい。

社会恐怖、対人不安が背景にある場合

ゲーム、ネット依存のケースでは、かなりの割合で、対人不安・緊張が強く、人前に出たり、人の輪の中に入って行ったりすることに抵抗や恐れを抱く社会恐怖が背景にあることが少なくない。特に、ゲームやネットが現実からの逃避として使われているケースに多い。

こうしたケースでは、集団に入って活動することが苦痛で、その代償としてゲームやネットという仮想現実での活動に逃げ場所を見出している。背景にある社会恐怖や対人緊張が薄らがないと、どうしても現実の活動を積極的に行い、それを楽しもうという気にはなれない。

社会恐怖の傾向をもつ人は、特に同年代の人が苦手である。年が離れている方が、本人にとっては気楽だと感じることが多い。しかし、それでは余り練習にならないので、本人より年上だが、年齢が比較的近いカウンセラーに担当してもらい、安心感をもって自分の気持ちを話す練習を積むことで、他の人に対する緊張感も改善することが多い。カウンセリングは、社会的なスキルを高めるトレーニングにもなる。

まったくひきこもって、家族ともあまり口を利かないような生活に何年も陥っていたようなケースでも、カウンセラーや治療者との安定した関係を維持し、自分の気持ちを言うことに慣れるにつれ、前向きになってきて、他の活動に挑戦するといった変化が現れることが多い。

そうした変化が見られてくると、活動範囲を少しずつ広げていく方向で働きかけを行っていく。このタイプの人は、どうせ自分は無理だという思い込みにとらわれていることも多いので、辛抱強く、本人の不安を受け止めながら、変わろうとする気持ちを支え、新たなチャレンジを応援していく必要がある。失敗することへの恐れが強いので、目標は低めに設定し、本人が成功体験を味わえるように導く。たとえうまくいかなくても、チャレンジしたことやその中で得られた成果を評価する。目標をさらに下げるなどしたうえで、再挑戦するように導く。

学校や仕事に無理のない居場所を見出していくと、社会恐怖がさらにやわらぎ、対人関係にも徐々に安心感や自信が育まれていく。

③所属や承認の欲求を満たす

インターネット・ゲームの大きな魅力は、スカイプやチャットで会話を楽しみながら、人とつながりたいという社会的な欲求を満たしてくれる点である。参加メンバーはある程度固定するので、いつのまにか連帯感や仲間意識のようなものも生まれる。難局や試練を協力しながら一緒に乗り越えることで、日常的なレベルを超えた〝戦友〟意識をもつ場合もある。ゲームをやめるということは、こうした仲間との関係を失うということであり、ゲーム以上に、そちらの方が苦しいと感じる場合もある。特に女性でゲーム依存になっているケースでは、ゲーム仲間との関係が非常に親密になり、ゲームを介してチャットやスカイプを楽しむことが、楽しみの中心を占めているケースにも、よく出会う。

ゲームを減らす、ないしやめるということは、これまでゲームで満たされてきた社会的な欲求が満たされなくなる、ということでもある。それは、孤独感や淋しさを募らせるだけでなく、自分が仲間から受け入れられている価値のある存在だという感覚や、所属の安心感を失うことでもある。

ゲームをうまく卒業するためには、そうした社会的欲求が他の形で満たされることが必要になってくる。さもなければ、ゲームやネットの世界に再びつながりを求めようとする。うまく代替されるためには、現実のつながりのなかでそうした欲求が満たされねばならない。

学校や職場の仲間、友人との関係で満たされるのが理想だが、通常は、それは難しい。なぜならゲーム、ネット依存になる背景として、学校や職場で自分の存在や価値が認められず、そこでの人間関係にも疎外感を抱いていたということが大部分だからだ。子育てや家事、地域の活動や友達づきあいに、自分の居場所を感じていれば、主婦がゲームやネットの世界にのめり込むこともないからだ。

では、どうすればよいのか。

本人が状況を変えようと強く決意している場合には、自分の居場所やつながりを見つけ出していく具体的な方法を考え、行動に移していくことが有効だ。外に出られなくなっているケースでは、行き場所を作っていく。スポーツジムや教室、習い事に通う、サークルに加わる、カウンセリングや就労支援プログラムに通う、職業訓練や支援センターに通う、アルバイトや仕事を始めるなどが、新しい居場所づくりや所属を手に入れることにつながるだろう。

新しい環境に触れることで、そちらに関心や注意が向かい、ゲームへの関心や意欲が抑えられやすい。それを機に、ゲームやネットから離れる決意をすれば、一気に生活が改善されやすい。また、社会的な所属や交流への欲求が、現実の活動である程度満たされることによって、ゲーム、ネットのつながりはもっとバランスの良いものとなりやすい。

その意味で就職や新生活の始まりは、ゲーム依存を脱するチャンスである。現実の課題に忙しく縛られ、新しい関心で頭がいっぱいになるので、付け入るスキがなくなる。魔がさして、暇潰しにやりたいと思ったときに、歯止めがかかる環境にしておくことが、さらに再発予防につながる。

【ギャンブル依存と合併したケース】

三十代の男性Uさんの場合、依存症との戦いはもう十年以上に及んでいる。最初は、ギャンブル依存からだった。大学生の時に、ふと入ったパチンコ屋の片隅に置かれていたスロットに取り憑かれてしまったのだ。二十代の後半には、経済的にも行き詰まり、自助グループに通って、ギャンブル依存を克服することに取り組んだ。おかげで、ギャンブル依存はどうにか脱することができた。

ただ、スロットをやりたい気持ちを紛らわせようと始めたのが、オンラインゲームだった。依存しやすいUさんは、たちまちのめり込み、明け方までプレイするようになった。スロットの場合には、経済的なダメージが大きかったが、オンラインゲームは生活リズムや体調に破壊的な影響をおよぼした。まったく集中力が低下し、本を読むこともできない状態になった。これはギャンブル依存と変わらない中毒だと気がついて、やめる決意をした。そのとき、助けになったのが、ギャンブル依存の克服のために通っていた自助グループのつながりであり、カウンセラーとの関係だった。Uさんは、家庭的にも深刻な問題を抱えていたが、そのことにも正面から向き合うことで、コントロールを回復していったのである。

このケースのように、ギャンブル依存や買物依存などの他の依存症とインターネット(・ゲーム)依存症が合併することは少なくない。多くのケースでは、愛情飢餓や満たされない承認欲求の問題が認められ、克服のためには、その点を乗り越える必要がある。

④達成感や自己有用感を取り戻す

ゲームやネットで得ている達成感や自己有用感を、現実の課題において見出せるようになることが、ゲーム、ネット依存から脱するには不可欠だ。そもそも学業や仕事、対人関係などでの、不適応が先行しているのが普通だ。ゲームやネットへの熱中が先行し、二次的に不適応を生じたように見える場合も、実は、そうした問題が潜在していて、その苦しさから逃れるために、あるいは、そのストレスを紛らわそうとして、ゲームやネットへの熱中が起きていることが多い。

したがって、適応を妨げている障害や困難を見つけ出し、その点に対処することで、再び現実の課題に取り組んだときに、それが再び挫折に終るのではなく、達成感や自己有用感を味わえるようにすることが求められる。そのためには、本人が適応できるように環境を整え、また本人の抱えた困難を改善していく必要がある。

学校や会社の人間関係、あるいは仕事に不適応を起こしているのなら、その部分に手立てを講じなければ、そこへ復帰する方向には動きにくいし、復帰したところでうまくいかず、再びゲーム、ネット依存に逃げ込むことになる。どうすればよいかといえば、環境を変えるか、本人を変えるか、あるいはその両方を行うかということになる。そしてハードルや目標を適切なものに変え、また本人の力を強化した上で、本人が再挑戦しやすくし、そこで少しずつ達成感や自己有用感を味わえるようにする。

【自己否定を乗り越えて】

大学二年生の晃さん（仮名）が、大学を休みがちになっていると来院した。物腰の柔らかな、人に気を遣うタイプの青年である。晃さんに最初に問題が起きたのは中学生の時で、不登校になって、その頃からゲームに逃げ場所を求めていた。通信制の高校に進み、そこをどうにか卒業し、大学に進んだものの、また休みがちとなってしまったのだ。最近は、オンラインゲームをして気を紛らわしていることが多いという。

発達検査の結果、軽度ではあるが発達の偏りがあり、言語的な能力が優れている一方で、聞き取りや処理速度などの非言語的な情報処理も弱いことが判明した。

しかし、発達の偏り以上に社会適応を困難にしているのは、非常に否定的な認知が強いことであった。見るもの、出会うものすべてに対して批判的で、悪いところばかりを見つけて、それをなじる言葉を頭の中で投げつけてしまう。思い通りでないと、腹が立ってたまらない。すべてのものに対する敵意と否定的な認知の根底には、自分が誰からも認められない無価値な存在だという強い自己否定がひそんでいた。一体何が起きているのだろうか。

本人のカウンセリングと母親のカウンセリングが並行して進められる中で、彼に自己否定を刻み込み、生きづらさを生み出してきた背景が浮かび上がってきた。彼には妹がいたが、その妹は成績優秀なうえに、音楽の分野で特別な才能を示し、母親は妹のことに夢中になって、晃さんにはまったく関心を向けてこなかったのだ。しかも、妹も兄のことを見下して、否定的な言葉を投げつけてくる。そもそも不登校が始まったきっかけも、そんな妹の態度に業を煮やした晃さんが、妹に手を上げてしまったことで、母親が激怒したことからだった。晃さんはずっと「ダメな兄」でしかなかったのだ。そうした家庭におけるやり場のなさからの逃げ場所が、ゲームだった。

そうした状況を整理していきながら、母親の側の受け止め方も変え、肯定的な対応を増やすように働きかけた。また、晃さんもこれまで押し込めてきた傷ついた思いを吐きだし整理するなかで、自然に行動が変化し始めた。

大学をしばらく休んでいて、再び登校することには、大きな抵抗があったが、その抵抗を突破したことで、晃さんは自信を取り戻すことができた。さらにバイトを始め、忙しく生活する中で、ゲームの比重は自然と小さくなっていったのである。

(6) 現実の活動をサポートする段階

依存が悪化するか、落ち着くかは、適応状態と周囲からの支えにかかっているとも言える。不安定な愛着を抱えていたり、発達の課題を抱えた人では、現実の対人関係が負担になったり、うまく対処できないときに、適切な支えを与え、相談できる状況を確保しておくことが、依存状態の再燃を防ぐことにつながる。その意味でも、何でも気軽に話のできる存在が、現実の関係の中にいることが重要になる。家族や身近な人が「安全基地」となることが一番望ましいが、それが不十分な場合には、カウンセラーなどが、その役割を果たすことで、かなり補うことができる。

ある程度落ち着いてからも、定期的にカウンセリングを継続し、フォローアップしていくことは、非常に重要に思える。

依存には波がある

あらゆる依存症に言えることだが、依存の程度はいつも同じと言うわけではなく、多くの場合、変動している。激しく依存する時期がずっと続くわけではなく、そうした時期があるかと思えば、比較的落ち着いた使用に留まる時期もある。体調の悪化や自分の中の危機感、環境の変化、プレイに対する飽きなどにより、数カ月程度熱中した後で、ややプレイ時間が減った時期が来たり、ときには、ほとんどやらない時期があったりする。

ゲームの使用時間を二年間にわたって調べた研究でも、ヘビーなユーザーといえども、常に長時間やりつづけているわけではなく、プレイ時間は時期によってかなり消長があることが報告されている。ただ、すっかりやめてしまうということにはならず、一時的にプレイ時間が減っていても、また増える時期が来る。依存症という自覚がないと、休暇や新しいゲームの購入といったことをきっかけとして、急激に使用が増え、耽溺状態がぶり返す。

台湾で行なわれたインターネット依存の研究（Ko et al., 2007）でも、依存症の状態はずっと続くわけではなく、一年以内に半数程度で小康状態になることが示されている。しかし、一部のケースでは重度の依存が持続してしまうことも事実であり、そうしたケースに弊害が強まることは言うまでもない。インターネット依存が一年以内に寛解したケースでは、敵意や対人関係での過敏性が低いことが予測因子として認められた。

本人の安心感を高め、人との信頼感を取り戻すことによって、対人関係に傷つきやすい傾向を改善することは、回復を図るうえでの重要な治療目標だと言えるだろう。

回復を左右する要因――安全基地となれるか

わが子を依存症から救おうとする場合、鍵を握るのが、本人の「安全基地」となれるかどうかだ、と述べてきた。安全基地とは、一言で言えば、どんなことでも打ち明けて相談できる存在である。どんなときでも、大丈夫だと言ってくれる存在だとも言える。親が安全基地として機能し始めると、自然に会話が増え、子どもは少しずつ元気になる。こちらから何も言わなくても、自分から主体的に考えるようになり、自分の問題に向き合うようになる。

安全基地になるために大事なことは、本人を中心に置くことだ。本人が求めていることにだけ応え、余計なことを言わない。本人の主体性を尊重し、本人より先に行かない。ほんの少しだけ広い視点で、こんな見方や情報もあるよと教えてあげることはいいが、それも、控えめに、押し付けないように用心しなければならない。

安全基地にどうしてもなれない人がいる。目の前の状況にとらわれて、好ましくない行動にすぐ反応し、注意したり指導したりしてしまうケースだ。まずその癖を治さなければ改善は難しい。

また、厳しく叱ったりしてはいけないというと、何も言わず放って置いたらいいんですね、というふうに受け取ってしまう人がいる。そうした反応も、子どもへの有効な関わりが難しいことを示している。親自身、スイッチをオンにするかオフにするかしかないのである。物事はそれほど単純ではない。しかも、スイッチが、注意や指導しかないので、それを控えるように言われると、放って置くと理解してしまうのだ。

実際は、全く逆で、注意や指導はしないが、かかわりを増やしていくことが大事なのである。肝心なことは、スイッチの種類や段階をもっと増やして、かかわりの幅を広げるということである。話をする場合も、本人が嫌がるような話ではなく、まず気楽にできる話から始めて、少しずつ安心感を取り戻していく。

その場合も、先を急がず、本人の状況に合わせていくということがポイントだ。親の勝手なペースで、急にかかわり過ぎたり、親の思い込みで一方的に動いても、子どもは負担に思うだけである。親のペースではなく、子どもの気持ちのタイミングをどれだけ尊重できるかが、同じことをしても結果の差を生む。

しかし、現実問題、そういう点を見分けるのが苦手な人も多い。子どもが求めていることがわからず、頓珍漢な対応をして、せっかくいい方に変わりかけたのに、水を差してしまう場合もある。子どもの気持ちを汲みとる能力に長けたカウンセラーなどの専門家にサポートしてもらいながら、関わり方を振り返り、具体的に修正していくことが有効である。

戦いは終わっていない

インターネット・ゲーム依存は、いつでも手に入ってしまうという点で、アルコール依存やニコチン依存に似ている。しかも、周囲では、絶えず摂取したりプレイしている人がいて、コマーシャルも頻繁に流されている。アルコール依存やニコチン依存の人にとって、こうしたコマーシャルは、迷惑千万なものである。もっと迷惑なのは、周囲で心地よげに飲酒したり喫煙したりする人がいることで、ゲーム依存の人にとっても状況は同じだろう。

先の『ゲームにはまって』の著者アンドルー・ドアンも、眼科医となって働きだし、一時はゲームを断っていたが、また三年後、同僚がゲームソフトをもってきたことがきっかけで、「再発」している。他の人が吸っていたタバコや他の人から勧められた一本の煙草で、何カ月か何年かの禁煙が破れてしまうように、ゲーム断ちも、些細なきっかけでおじゃんになってしまう。まるで、悪い偶然の結果によるように思えるが、それが依存症というものなのだ。

何年であろうと、脳は、あの快感をもう一度味わうことを、ひそかに待ち続けている。その機会が訪れた時、「少しくらい大丈夫だろう」と耳元に囁くことで、ゲームの快感にありつこうとする。心の底では、ずっとその瞬間を待ち望んでいたのである。理性の監視が何かの理由で緩んだ時、すかさず手を出すように耳元に囁くのだ。

一度再発すると、数カ月から二、三年の時間がまたゲームに奪われることになる。

ドアンの場合、完全にゲームを止めて三年ほどになるというが、彼の心の中には、今もゲームをしたいという欲求があるという。ゲームのコマーシャル映像を見ただけで、それに惹きつけられ、同時に禁断症状をともなった渇望や抑うつ症状が生じるという。イライラしたり、不安になったり、落ち込んだりするのだ。そんな状態がしばらくくすぶる。

「履歴現象(フラッシュバック)」と呼ばれるもので、もう忘れていたはずの依存対象への執着が、やけぼっくいに火がついたようにぶりかえすのだ。覚醒剤依存などでは、このフラッシュバックは強烈で、それが再使用の引き金になることも多い。インターネット・ゲーム依存でも、同じことが起きると考えられる。一度強い依存に陥ってしまうと、学習してしまった快感を脳は生涯忘れることはない。その「履歴」は死ぬまで保持されるのだ。

もうやめられたので自分は大丈夫だと思ったら危ない。ドアンが、今もゲームをやめられているとしたら、それは、自分が依存症の前には無力で、完全に治ることはなく、そこから遠ざかるしか、コントロールするすべはないのだと自覚することによってだけである。

重度の依存症の場合には、完全に断ち切るしか自分をコントロールする方法はない。覚醒剤を本当にやめられるかどうかの分かれ目は、普段やめられているかどうかだけではない。ふと魔がさした瞬間に、それをこらえることができるかどうかである。

インターネット・ゲーム依存の場合も同じだ。しばらくやめていても、必ずまたやりたいと思うときがある。やりたいと思ったとき、少しくらいいいだろうと思ったとき、踏みとどまれるかどうかが勝負の分かれ目だ。自分はもうゲームをやめているので、少しくらい大丈夫だと思ったら最後、インターネット・ゲーム依存は卒業できない。

克服のために――変わろうと思う限りチャンスはある

インターネット・ゲームは、もたらされる非日常的な激しい興奮によってだけでなく、人間の基本的欲求を満たしてしまう仕掛けによって、手を染めた者を骨抜きにし、虜にしてしまう。さらに、一旦依存症になると、そこから得られる報酬によってだけでなく、やらないと生じる離脱症状によって、文字通りにやめることを困難にする。飴と鞭で二重に縛られてしまうのだ。それが、「デジタル・ヘロイン」と呼ばれるゆえんだ。

自覚と強い決意をもって、その状況を変えようとしない限り、終わりのない依存はどこまでも続いてしまい、その間に、膨大な時間が失われるだけでなく、さまざまな健康被害や機能低下を生じてしまう。ついには脳が萎縮し、神経線維の走行までおかしくなってしまうのだ。行きつく先は、生活の破綻、集中困難、無気力、ドロップアウト、さらなる耽溺という悪循環であり、もって生まれた能力の半分も発揮することなく、抜け殻のような人生を送ることになる。

大人になってからもやめられず、せっかく就職しても、仕事に身が入らず、業績低下や失職の末、ひきこもりに陥るケースも夥しい。幸運にもどうにか仕事が維持される場合も、プライベートな生活はほとんどゲームに捧げ、家族や友人との関係は希薄になり、恋愛も結婚生活も犠牲にし、わが子のことさえも眼中になくなってしまう。そうした事態に陥っていても、まだゲームを続けてしまう。その状況をどうせ変えることはできないと思い、投げやりになり、無理だと諦めてしまう。

そんな人生を本当に望んでいるのだろうか。五十、六十の年齢になった時、悔いはないのだろうか。もう無理だと、どうして諦めてしまうのだ。心の底からは望まない人生を、どうして変えようとしないのか。

いや、変えられるのだ。自分を取り戻したいという気持ちがあれば。重度の覚醒剤や麻薬依存でも、十年、二十年の依存の後に、依存を脱し、社会復帰を遂げるケースがある。インターネット・ゲーム依存でも、長期の依存の後に生還する人が続々現れている。

そのための一歩は、まず依存症になっているのではないかと、疑ってみることだ。そして、そこから得られる興奮や楽しさのために、人間としてもっと大切なもの、時間や健康や将来の可能性や人とのつながりといったものが、ダメにされ、壊されてしまっていないかと、振り返ってみることだ。もし、そのとき、失われたものの大きさに、悲しさや悔しさや腹立たしさが少しでもこみあげてくれれば、そして、この状況を変えようと思う気持ちがわずかでもあれば、そこにはチャンスがある。

エピローグ　発達と愛着の課題がリンクするとき

今日、精神医学の専門家だけでなく、一般の関心も集めるようになっている精神医学上の問題として、一つは発達障害が挙げられるだろう。また、近年、それと並んで、急速に関心が高まっているテーマとして、不安定な愛着の問題がある。虐待やネグレクト、DVといった問題を理解するうえで、また依存症やパーソナリティ障害、摂食障害、慢性的なうつ、不安障害などの根底にある問題として、不安定な愛着というものがクローズアップされている。不安定な愛着は、大抵、不安定な親子関係とセットになっている。

一見「良い親」「良い子」に見えるケースも、実は親が子どもを支配し、子どもは苦痛を感じながらも、親に認めてもらうために表面的に合わせているということが少なくない。その結果、本音が言えないので、青年期頃から徐々に問題を現し始める。依存症や摂食障害、非行といった行動の問題として出てきたり、慢性的なうつや不安という形で出てきたりする。その根底には、「安全基地」をもたずに育ったことから生じた根源的な欠落、つまり心から安心できる、安定した愛着を育めなかったという問題がある。

この二つの大きなテーマ、発達の課題と不安定な愛着は、現代人に蔓延する生きづらさや困難を理解する上で、不可欠なカギとなっている。

発達の課題も不安定な愛着も、適応障害や依存症、不安やうつのリスクを高めるが、両方が重なると、そのリスクはさらに高まりやすい。インターネット依存やゲーム依存、両者の要素を併せ持つインターネット・ゲーム依存は、まさにそうしたクロスオーバーが顕著な問題だと言える。ほどよい範囲で付き合える人もいるが、両者の課題がオーバーラップしている人ほど、病的な依存に陥りやすいのである。

筆者は、発達や愛着の問題をかかえたケースにたずさわることが多いが、インターネット・ゲーム依存の問題が、実は、その両方に深く結びついた問題であり、この問題を避けて通れないことを感じている。

インターネット・ゲーム依存のさらなる問題は、本文でも見てきたように、依存が重度になり長期化すると、脳の機能自体を低下させ、発達の課題を悪化させるといった「後遺症」の問題である。また、家族や現実の友達への関心の低下によって、愛着を希薄化し、一層不安定にしてしまう。問題の本来の解決からますます遠ざかることになる。

それゆえに、回復のカギを握っているのは、依存の自覚とともに、不安定になった愛着を安定化させることなのである。それは言い換えれば、「安全基地」としての機能を取り戻すということだ。それが、いくつもの悪循環の連鎖を止めることにつながるのである。

二〇〇五年に『脳内汚染』を刊行した当時、ゲームやインターネットに依存する児童、若者の数は、数十万人から百万人と推測されていた。それから十年近くが経ち、依存の中心である若者世代の人口が減少に転じているにもかかわらず、インターネット依存（インターネット・ゲームを含む）だけで、四百万人とも五百万人とも言われ、さらにスケールアップしている。依存の低年齢化とともに、成人まで依存をもちこすケースや、これまで無縁だった人でも依存するケースが急増している。

韓国、中国、タイ、ベトナムでは、すでに児童の利用には一定の規制が行われ、効果を上げている。一方日本は、対応の遅れから、小学生にまでインターネット・ゲーム依存が広がっている状況だ。阿片が蔓延し亡国の道を歩んだ清朝中国の二の舞にならないためにも、国が主体性をもって国民の未来を守るという姿勢を、危機感をもった決意と行動で示してほしいものである。

末筆ながら、本書の執筆を忍耐強く見守り、支えとなっていただいた文藝春秋出版局編集部の安藤泉氏に、心よりの感謝を記したい。本書が、問題の自覚と改善の手がかりとなることを、そして一人でも多くの人が、本来の人生を取り戻せることを祈って、筆を擱きたい。

二〇一四年晩秋

岡田尊司

インターネット・ゲーム依存症　チェックリスト

過去1年間の状態を振り返って、もっとも当てはまるものをお答えください。

(1) インターネット・ゲームに熱中し、他のことをしているときも頭を離れず、ついそのことを考えてしまう。

①まったくない　②あまりない　③ときどきある　④頻繁にある

(2) 1日でもインターネット・ゲームがやれないと、落ち着かなかったり、イライラしたり、怒りっぽくなったりする。

①まったくない　②あまりない　③ときどきある　④頻繁にある

(3) インターネット・ゲームの使用時間が長くなり、休みの日やその前日には8時間以上、週に30時間以上やり続けてしまう。

①まったくない　②あまりない　③ときどきある　④頻繁にある

(4) インターネット・ゲームをやめよう（減らそう）と思っても、自分の意思ではやめられず、ついやりすぎてしまう。

①まったくない　②あまりない　③ときどきある　④頻繁にある

(5) インターネット・ゲームに熱中するようになって、これまで好きだったことや趣味に関心がなくなった。

①まったくない　②あまりない　③幾分その傾向がある　④その傾向が顕著である

(6) インターネット・ゲームのやりすぎで、生活や健康に問題が起きているとわかっているのに、やり過ぎてしまう。
①まったくない　②あまりない　③ときどきある
④頻繁にある
(7) インターネット・ゲームをプレイする時間のことで、家族や周囲の人に本当のことを言わないことがある。
①まったくない　②あまりない　③ときどきある
④頻繁にある
(8) 嫌な気分から逃れようとしたり、紛らわそうとして、ついインターネット・ゲームをすることがある。
①まったくない　②あまりない　③ときどきある
④頻繁にある
(9) インターネット・ゲームを優先する結果、家族や友人との関係をおろそかにしたり、勉学や仕事を怠ったりする。
①まったくない　②あまりない　③ときどきある
④頻繁にある

判定の方法

④に当てはまるとき、その診断項目に該当するとみなします。**5項目以上④に該当する場合**、インターネット・ゲーム依存の疑いが強いと判定されます。専門的な診断と治療をお勧めします。

その基準に達しなくても、**1項目でも④に該当する項目がある場合**や、**③が5項目以上ある場合**は、予備軍だと言えます。このままの状態が続くと、依存症に移行する場合もあるので、十分注意した方が良いでしょう。

このチェックリストは、DSM-5のinternet gaming disorderの診断基準に基づいて作成したものです。

スマートフォン（スマホ）依存症　チェックリスト

過去1年くらいのスマホの使用状況について、もっとも当てはまるものをお答えください。

（1）スマホに気を取られていて、予定していたことに支障が出たことがある。

①まったくない　②あまりない　③ときどきある　④頻繁にある

（2）スマホをついやってしまい、勉強や仕事に集中するのが困難なときがある。

①まったくない　②あまりない　③ときどきある　④頻繁にある

（3）スマホの使用中に、手首や首の後ろに痛みを感じることがある。

①まったくない　②あまりない　③ときどきある　④頻繁にある

（4）スマホなしには耐えられないだろう。

①全然そんなことはない　②あまりそんなことはない　③幾分そうかもしれない　④まったくその通りだ

（5）スマホが使えなくて、イライラしたり不機嫌になったりしたことがある。

①まったくない　②あまりない　③ときどきある　④頻繁にある

（6）スマホを使っていない時も、スマホに関係することを考えることがある。

①まったくない　②あまりない　③ときどきある　④頻繁にある

(7) スマホによって生活に大きな支障が出ていたとしても、スマホの使用をやめることは考えられない。

①全然そんなことはない　②あまりそんなことはない
③幾分そうかもしれない　④まったくその通りだ

(8) 他の人の書き込みややり取りを見逃さないように、スマホで、ツイッターやフェイスブックなどを、絶えずチェックすることがある。

①まったくない　②あまりない　③ときどきある
④頻繁にある

(9) 最初の予定より、スマホをやり過ぎてしまうことがある。

①まったくない　②あまりない　③ときどきある
④頻繁にある

(10) 周囲の人からスマホをやり過ぎだと言われることがある。

①まったくない　②あまりない　③ときどきある
④頻繁にある

判定の方法

該当する答えの数字（①であれば１点）を足し、出た合計得点が、スマホ依存スコアです。非依存者の平均は約**22±8点**、依存している人の平均は約**34±10点**。判定の目安：**25～29点**＝「いくぶん依存の傾向あり」、**30～33点**＝「依存の傾向がやや強い危険群」、**34点以上**＝「依存の傾向が強い依存群」。

このチェックリストは、簡易にスマホ依存の傾向をスクリーニングするために開発されたSmartphone Addiction Scale簡易版（SAS-SV）をもとに作成したものです。

主な参考文献

英文

American Psychiatric Association, "Diagnostic and Statistical Manual of Mental Disorders: Dsm-5" American Psychiatric Publishing, 2013

Andrew Doan, "Hooked on Games: The Lure and Cost of Video Game and Internet Addiction" Fep International, 2012

Chan & Rabinowitz, "A cross-sectional analysis of video games and attention deficit hyperactivity disorder symptoms in adolescents." Ann Gen Psychiatry, 24, 2006

David N. Greenfield, "Virtual Addiction: Help for Netheads, Cyberfreaks, and Those Who Love Them" New Harbinger Pubns Inc., 1999

Floros et al., "Influence of parental attitudes towards Internet use on the employment of online safety measures at home." Stud Health Technol Inform., 181, 2012

Han et al., "Proton magnetic resonance spectroscopy（MRS）in online game addiction." J Psychiatr Res., 58, 2014

Junco, "Too much face and not enough books: The relationship between multiple indices of Facebook use and academic performance" Computers in Human Behavior, 28（1）, 2012

Kevin Roberts, "Cyber Junkie: Escape the gaming and internet trap" Hazelden, 2010

Kim et al., "Internet addiction in Korean adolescents and its relation to depression and suicidal ideation: a questionnaire survey." Int J Nurs Stud., 43（2）, 2006

Kim et al, "Neural responses to various rewards and feedback in the brains of adolescent Internet addicts detected by functional magnetic resonance imaging." Psychiatry Clin Neurosci., 68（6）, 2014. Epub 2014 Feb 19.

Ko et al., "Factors predictive for incidence and remission of internet addiction in young adolescents: a prospective study." Cyberpsychol Behav., 10（4）, 2007

Koepp et al., "Evidence for striatal dopamine release during a video game." Nature, 21;393（6682）, 1998

Kwon et al., "The smartphone addiction scale: development and vali-

dation of a short version for adolescents." PLoS One, 31;8 (12), 2013
Leslie A. Perlow, "Sleeping with Your Smartphone: How to Break the 24/7 Habit and Change the Way You Work" Harvard Business School Press, 2012
Lin et al., "Abnormal white matter integrity in adolescents with internet addiction disorder: a tract-based spatial statistics study." PLoS One, 7 (1), 2012
Lin et al., "Abnormal gray matter and white matter volume in 'Internet gaming addicts' " Addict Behav., 40C, 2014
Morgan et al., "Social dominance in monkeys: dopamine D2 receptors and cocaine self-administration." Nat Neurosci., 5 (2), 2002
Nader et al., "PET imaging of dopamine D2 receptors during chronic cocaine self-administration in monkeys." Nat Neurosci., 9 (8), 2006
National Information Society Agency, "Internet Addiction Survey 2010." In: Agency NIS, editor. Seoul, South Korea, 2011
Pawlikowski & Brand, "Excessive Internet gaming and decision making: do excessive World of Warcraft players have problems in decision making under risky conditions?" Psychiatry Res., 15;188 (3), 2011
Paik et al., "A case of withdrawal psychosis from internet addiction disorder." Psychiatry Investig., 11 (2), 2014 Epub 2014 Apr 11.
Rehbein et al., "Prevalence and risk factors of video game dependency in adolescence: results of a German nationwide survey." Cyberpsychol Behav Soc Netw., 13 (3), 2010
Wartberg et al., "Prevalence of Pathological Internet Use in a Representative German Sample of Adolescents: Results of a Latent Profile Analysis." Psychopathology, 2014 [Epub ahead of print]
Weng et al., "Gray matter and white matter abnormalities in online game addiction." Eur J Radiol., 82 (8), 2013
Yao et al., "Failure to utilize feedback causes decision-making deficits among excessive Internet gamers." Psychiatry Res., 2014 Epub 2014 Jun 28.
Mak et al., "Epidemiology of internet behaviors and addiction among adolescents in six asian countries." Cyberpsychol Behav Soc Netw., 17 (11), 2014

和文

王霞&和田正人『中国と日本の大学生のインターネット依存傾向』東京学芸大学紀要　総合教育科学系Ⅱ　65　2014
岡田尊司『脳内汚染』文藝春秋　2005
岡田尊司『脳内汚染からの脱出』文春新書　2007
寺尾敦・伊藤一成「大学での講義中のスマートフォンの私的使用 —その頻度と内容—」情報コミュニケーション学会第11回全国大会発表論文集，110–111　2014
日本精神神経学会監修　高橋三郎・大野裕監訳、染矢俊幸・神庭重信他翻訳『DSM-5 精神疾患の診断・統計マニュアル』医学書院　2014

岡田尊司（おかだ たかし）

1960年香川県生まれ。精神科医。医学博士。東京大学哲学科中退。京都大学医学部卒業。同大学院にて研究に従事するとともに、パーソナリティ障害や発達障害治療の最前線で活躍。現在、岡田クリニック（大阪府枚方市）院長。山形大学客員教授として、研究者、教員の社会的スキルの改善やメンタルヘルスのケアにも取り組む。著書に『脳内汚染』（文春文庫）『脳内汚染からの脱出』（文春新書）『愛着障害』（光文社新書）『アスペルガー症候群』『境界性パーソナリティ障害』（以上、幻冬舎新書）『母という病』『父という病』（以上、ポプラ社）などがある。

文春新書

995

インターネット・ゲーム依存症（いぞんしょう）
ネトゲからスマホまで

2014年12月20日　第1刷発行
2019年 9 月20日　第7刷発行

著　者　岡　田　尊　司
発行者　大　松　芳　男
発行所　株式会社　文　藝　春　秋

〒102-8008　東京都千代田区紀尾井町3-23
電話（03）3265-1211（代表）

印刷所　理　想　社
付物印刷　大　日　本　印　刷
製本所　大　口　製　本

定価はカバーに表示してあります。
万一、落丁・乱丁の場合は小社製作部宛お送り下さい。
送料小社負担でお取替え致します。

ISBN978-4-16-660995-6